京極 真 著

Kyougoku Makoto

医療関係者のための
信念対立解明アプローチ

コミュニケーション・スキル入門

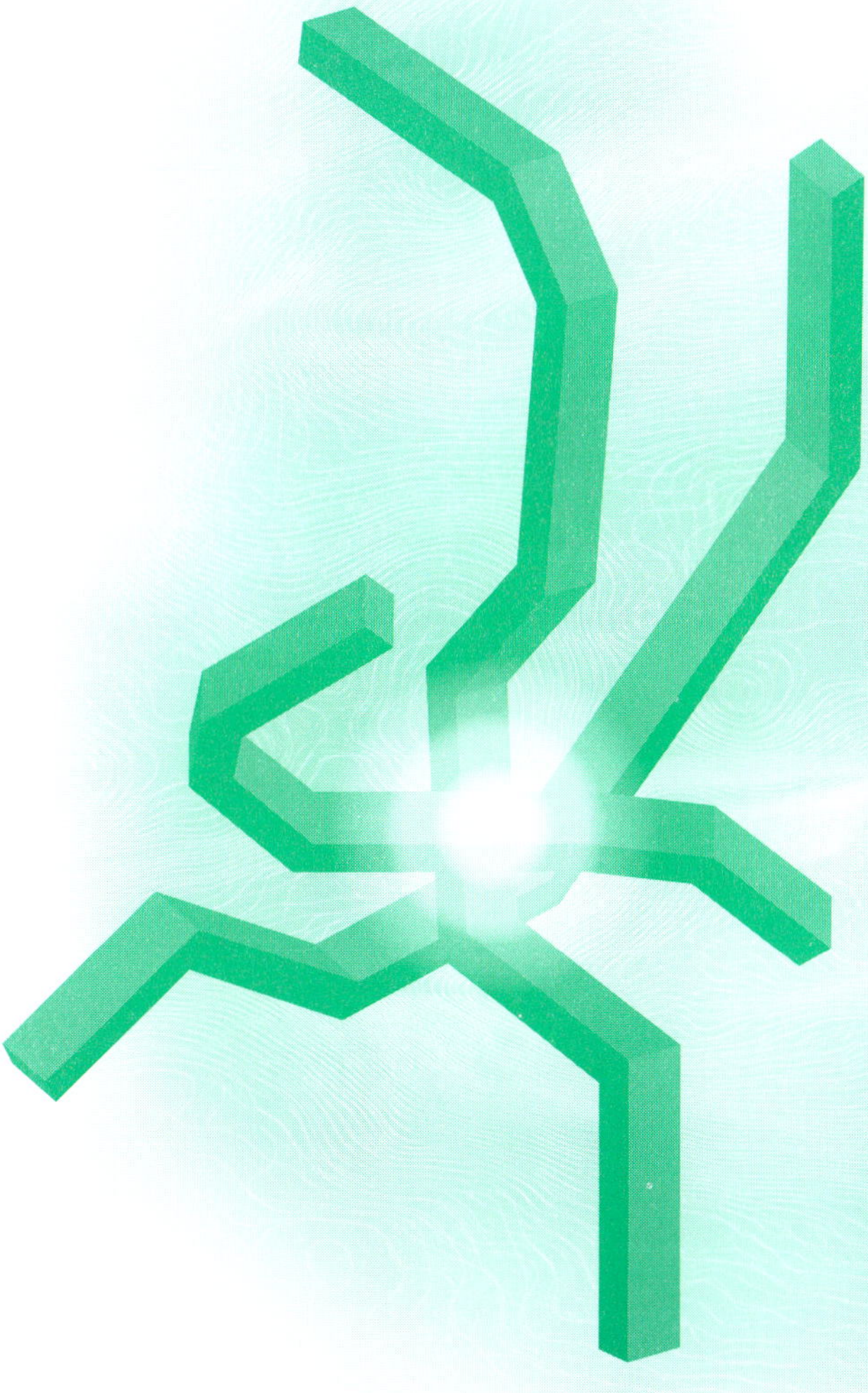

誠信書房

はじめに

信念対立ほど厄介で、希望のないトラブルはありません。僕たち医療従事者は、さまざまな専門家たちと円滑に協力しあい、患者・家族とも信頼しあい、より良い医療を提供したいと願っているにもかかわらず、信念対立はそのすべてをズタズタに引き裂いてしまうからです。しかもこの問題は、人間さえいればいつでもどこでも起こりますから、ますます厄介です。

実際、僕はこれまで信念対立で何度も傷ついてきました。とてもエライ先生から考え方が違うという理由で言論を封殺されそうになったり、仲間だと思っていた同僚から陰で足を引っ張られたり、信頼していた後輩があらぬ噂話を流していたり、よく知らない人から「そんな研究に取り組んでいたら就職できなくなるぞ」と、半ば脅しのような忠告を受けたり。一つひとつ例を挙げれば、それはもうキリがないぐらいあります。

僕は子どものころからめっぽう気が強くて、しかもそこそこ変わり者だったので、特別この問題で苦しみやすいのかと半ばあきらめかけていました。そんなとき出会ったのが、本書の哲学的基盤である構造構成学[*1]（構造構成主義）でした。その成書（『構造構成主義とは何か』西條剛央著）では、極めて理性的であるはずの科学者たちが不毛な信念対立を繰り広げており、人間諸科学の発展に暗い影を落としていると鋭く指摘し

＊1　構造構成主義は多様な学問領域のプラットフォームとして機能していることから、開発者の西條剛央によって「構造構成学（Structural constructology）」という別称が提案されました。僕はこの別称のほうが、構造構成主義の内実にあっていると考えています。なので、本書では構造構成学という表現を採用しました。

ていました。構造構成学を知った僕の視界は一気に広がりました。

それで一念発起した僕は、臨床現場の信念対立について調査・取材を重ねていきました。その結果、この問題が医療保健福祉領域のあちこちではびこっており、多くの医療従事者がそれによって疲弊していることがわかるようになりました。僕たち医療従事者は心の奥底で、患者・家族や他職種とともに協力しあいたい、信頼しあいたいと願っていることが多いので、信念対立に陥ったときのダメージが余計に大きくなってしまうのではないか、と思うようにもなりました。

では、具体的にどうすれば信念対立から抜け出したり、陥らなくなるのかを調べてみると、当時はこれがとんとよくわからない。もちろん、構造構成学の諸文献を読めば〝論〟はとてもよくわかるのです。どう考えればうまくいくのか、ということもすごく理解できる。だけれども、実際にどんなふうにやりとりしていけば信念対立の引力圏から脱することができるのか、という点がいまひとつ具体的に見通ししにくかったのです。医療保健福祉領域の構造構成学はまったく新しい研究実践領域ですから、そうした限界があるのは仕方のないことでもありました。

本書で提案する「信念対立解明アプローチ（Dissolution Approach for Belief conflict: DAB〈ダブ〉）」という新技法は、こうした現状を打破するために約六年の歳月をかけて開発したものです。信念対立解明アプローチは、できるだけ多くの医療従事者が信念対立の厄災から逃れられるよう、数多くの理論的研究とそれを応用したノウハウから編み出しました。この新技法を実際に使ってもらえれば、大勢の人たちが信念対立の苦しみを低減していくことができるでしょう。

また、本書では信念対立解明アプローチの実践家を、「解明師（dissolution practitioner: DP）」と命名しています。医療保健福祉領域は、医師 ＼／ 看護師（保健師、助産師）＼／ コメディカル（作業療法士、理学療法士、言語聴覚士、臨床心理士、精神保健福祉士、介護福祉士など）というヒエラルキーが少なからずあるため、それが目に見えないバリアになって、信念対立解明アプローチの切れ味を落とすこともあると感じることがあったためです。そうした事態を回避するために、本書を通して医師でも看護師でもコメディカルでもない、「解明師」という新しい専門家を提案することにしました。

なお、本書にはたくさんの事例が登場しますが、それらの内容は基本的に実話を脚色しています。個人あるいは団体のプライバシーを厳守するためです。

信念対立はいつでも僕たちに襲いかかってくる問題です。本書で提案する信念対立解明アプローチによって、少しでも多くの人が救われるようであれば、著者としてそれ以上の幸甚はありません。

京極　真

目次

第Ⅰ部　理論編

読書ガイド

第Ⅰ部では，信念対立解明アプローチの哲学的，理論的側面を論じました。皆さんの理解が進むよう，できるだけ具体例を盛り込みながら論じましたが，もしかしたら議論の内容にめまいがする人もいるかもしれません。しかし第Ⅰ部は，皆さんが信念対立解明アプローチの実用性を引き出すうえで欠かせない内容ですから，しばしお付き合いください。

講義ガイド

■「講義1」では、まず信念対立の事例を紹介します。皆さんは事例に登場する人々になったつもりで読み、信念対立の問題性を体感してください。

■「講義2」では、信念対立解明アプローチの哲学的基盤である構造構成学について詳述します。構造構成学は極めて豊かな学際領域です。ですから、講義2では構造構成学の中心原理であり、信念対立解明アプローチの理解に必要不可欠な、「現象」「志向相関性」「構造」についてのみ論じました。この三原理さえ押さえておけば、信念対立解明アプローチに関連する構造構成学はだいたい理解できると思います。

■「講義3」では、信念対立解明アプローチが、問題の「解決」ではなく「解明」を掲げる意味と可能性について論じます。「解明」と「解決」の違いの理解は、信念対立解明アプローチの射程の把握にかかわります。

■「講義4」では、信念対立解明アプローチにおける人間論について明らかにします。信念対立解明アプローチは、信念対立に陥った人間に働きかける技法です。人間のとらえ方は、第Ⅱ部で論じる信念対立解明アプローチの基礎技法の構築と実施に直結します。もし理解しがたいようでしたら、ここは繰り返し熟読することをお勧めします。

■「講義5」では、信念対立解明の諸条件について論じます。信念対立解明アプローチは、信念対立に陥った人（講義4）が、ここで明らかになる諸条件を満たせるよう仕掛ける方法です。講義9、10、11で詳述する解明術を理解するためにも、講義4と同様にしっかり理解してください。

講義 1

信念対立とはどんな問題？

1　問題意識を共有しよう！

皆さんはこれまで、人間関係で困ったり悩んだりしたことはありませんか。本当は協力したいのにできなかったり、建設的になりたいのになれなかった経験はありませんか。あるいは、自分とは意見の合わない相手をやみくもに批判したり、無視したりしたことはありませんか。

もしそのような経験があるなら、それは「信念対立」と呼ばれる問題かもしれません。信念対立はあらゆる人間関係で起こる問題で、それこそ日々の家庭生活から仕事、レジャーまで、どこでもはびこっています。

しかし、信念対立が日常的な問題だからといってなめてかかってはいけません。信念対立の問題性を初めて明確に指摘した現象学者の竹田青嗣によれば、その極限には戦争が待っています[1]。つまり、人間同士の殺しあいです。信念対立は人間関係の〝癌〟ようなものなのです。

2　信念対立の具体例

では、本書で扱う信念対立とは、具体的にどのような問題なのでしょうか。

本書で提案する信念対立解明アプローチは、この問題を根底から消滅させる可能性の方法です（「講義3」参照）。しかし、どんなに優れた方法であっても、ターゲットとなる問題がわからなければ空転してしまうのは必至です。パソコンは仕事に欠かせない便利な道具ですが、それで取り組める問題がわからなければ、パソコンのポテンシャルを引き出せないのと同じです。この方程式は信念対立解明アプローチにも当てはまります。例外はありません。

「講義1」では四つの事例を紹介することによって、「信念対立とはどんな問題なのか」を理解していただくことにしましょう。皆さんは「自分がこの問題の当事者だったらどう感じるか？」という観点から読み、その皮膚感覚の悪さをつかんでください。

(1)「あいつは何もわかってない」——次郎（医師、32歳）VS 三郎（医師、59歳）

次郎と三郎は同じ循環器系の病院で働く医師ですが、患者対応に対する考え方がまったく合わず、互いに陰で批判しあっていました。当初は、お互いのスタンスについてクールに議論していたのですが、一向に歩み寄れないことに対していら立ちがつのり、とうとうスタッフルームで大げんかをしてしまったのです。それ以降、お互いに無視しあい、陰で悪口を言う関係に陥りました。当然のことながら、看護師や作業療法士を含むチームの雰囲気も険悪なものになりました。

次郎はこう言います。

「三郎先生は古い人だから、ご自身ではちゃんとしているつもりでも、『患者は無知だ』という横柄な態度が前面に出てしまうんですよ。この間、三郎先生の診察にアシストで入った看護師に聞いたんですが、予後が不安で質問した患者に対してため息つきながら『先のことなんてわからないよ。明日の天気だってどうなるかわからないのに、そんなこと考えてどうすんの？』って言ったそうなのです。後でご家族から『冷たすぎるんじゃないか』って苦情があったようですけれど、気にしている様子がない。そんなのってメチャクチャでしょ。あんなんじゃ、医療の質が低下するばかりじゃないですか。問題意識はないんですかね」

他方、三郎は次のように言います。

「厚労省が推進した『患者様』っていう呼称、あれが間違いのもとだね。とんでもなくわがままな患者が増えてしまった。次郎先生はそれがわかってない。とにかく現場は人手が足りない。無知でわがままな『患者様』に丁寧に対応していたら、まともな医療が行えるわけがない。基礎知識もないのに説明を聞いて本当にわかるのかね。次郎先生は患者に丁寧に対応しているつもりかもしれないが、この間、看護師に聞いた話だと、彼の担当患者たちが『次郎先生の笑顔が気持ち悪い』『猫なで声が嫌』ってコソコソ話していたらしいよ（苦笑）。所詮そんなもんなんだよ、彼が言う丁寧な対応に対する患者からの評判は。そのうち患者から、『先生を替えて』なんて苦情が出るんじゃないか」

次郎と三郎はいつもこんな調子で、お互い建設的にアドバイスしあうこともなく、陰で悪口を言いあっていました。二人とも以前のような怒鳴りあいの大げんかだけは避けたいと思っているのですが、足の引っぱりあいから抜け出せず、チームも退廃的な雰囲気に包まれていました。周囲にいる看護師や作業療法士、理学療法士などのスタッフは、自分たちよりも強い立場にいる二人に助言することができず、ただひたすら相槌と愛想笑いに徹していました。次郎と三郎はそんなスタッフたちの気遣いに気づかず、「皆も同じ気持ちだ」と互いに認識していました。

ある看護師はこう言いました。「こう言っちゃなんだけど、二人とも裸の王様ね（苦笑）。バカにしあっている彼らを、私たちは陰でバカにしているのよ」と。

（2）「楽しいはずの園芸がストレスでいっぱいです」――花子（作業療法士、32歳）

花子は大学卒業後、すぐに今いる認知症専門の施設で働きはじめました。郊外にある施設はきれいな田園に囲まれており、作業療法でも園芸プログラムを実施していました。

「うちは施設長が作業療法に熱心なんです。特に、施設から少し離れたところにある芋畑を使ったプログラムは気に入っているようで、収穫前後には必ず参加してくれます。でも、すごく気難しくて、できれば来てほしくない（苦笑）。この間の収穫では、ある利用者が芋畑に着いたとたん『しんどい。帰りたい』と言ったんです。私は『少し休みましょう』と提案したのですが、『いや、帰る』の一点張り。作業療法の成否は利用者の動機の程度にかかっていますし、普段は強く自己主張される方ではなかったので、補助で来ていた看護師に頼んで施設まで送ってもらおうとしたのです。ところがですね、施設長が『これもリハビリです！　そこに座って見学していなさい！』といきなり利用者を叱責しはじめたのです。それでも利用者は『帰る！』と。施設長は『私は医師です！　医師の治療方針に逆らうのですか⁉』と怒鳴ったんですよ。ちょっと信じられないですよね⁉　私はもうどうしていいかわからず、ただ立ちすくんでしまいました。利用者は泣きながら、芋畑の横にあるベンチに座っていましたけど。こういうことがたびたびあるので、私は施設長の機嫌がいいときに何度か『利用者を怒るのはやめてほしい』って言ったんです。だけど『キミたち作業療法士は作業療法をわかってない！』と逆に怒られるような状況でして……。利用者たちが施設長の顔色を見ながら作業療法に参加するなんて、普通じゃ考えられないですよね。施設長が作業療法プログラムに参加してくれるのはありがたいと思わなければいけないのでしょうけど、正直なところ迷惑しています」

花子は施設長の言動に悩んでいたので、副施設長や主任作業療法士、看護師長に何度も相談しましたが、皆一様に「ああいう先生だってわかっているのだから、機嫌を損ねないようにするしかないんじゃないか」という返答でした。また主任作業療法士には、他のスタッフに園芸プログラムの担当をローテーションしてほしいと訴えていますが、「みんな嫌がっているから、もう少し我慢してほしい」と頭を下げられました。

「ストレスでつぶれそうですが、利用者への責任もありますから。私、どうしたらいいんでしょう……」

（3）「チーム医療？ うちはチームそのものがありません」――太郎（理学療法士、37歳）

太郎は四年前から、Ａ県にある回復期病棟のあるリハビリテーション病院で働いています。太郎は今の病院で働きはじめてから驚いたことがあります。

「前の病院は、医師や看護師、作業療法士などといった専門職の違いにとらわれず、お互いに協力しあいながら仕事をしていました。今から思えば、他職種との連携はかなりしっかりしていたと思います。チーム医療はできて当たり前でした。だけれども、今の病院はチームそのものがないんです。もちろん、他の職種はいます。しかし職種間の連携がないんです。一応、病棟カンファレンスはあるので参加していますが、看護師同士の情報交換のみで終わってしまい、部署間のそれはほとんどありません。医師には会うことすら難しいです。リハビリには無関心なんですよ。処方箋を出したら自分たちの仕事はそれで終わりだと思っているようです。しょうがないですよね、皆さんお忙しいですから。でも、理学療法士や作業療法士が知らない間に、リハビリに来ている患者が退院してしまうのが当たり前っていう状況は、かなりおかしいと思います」

太郎は働きはじめた当初、現状を変えようと思ってがむしゃらに頑張ってみましたが、いっこうに変化する兆しはありませんでした。あるとき理学療法室の主任から、「病棟からキミのことで苦情が入っている。うちの病院に連携を期待しても無駄だよ。私たちもずっと努力してきたけど、何も変わらなかったんだから。

理想論で周囲を振り回すよりも、現状を受け入れることが大切とは思わないか」と言われました。太郎は連携の実現に向けた努力が〝理想論〟で片づけられる理由がわからず、何度も上司に協力を求めました。しかしそれも徒労に終わりました。

太郎は、これまでの努力が上司への苦情というかたちで跳ね返ってきたこと、上司が太郎の主張には耳を貸さず看護師側の主張に理解を示したことで、気持ちが萎えてしまいました。そして、気がつけば太郎も、理学療法室のスタッフたちとともに医師や看護師の陰口を言うようになり、チーム医療の実現に向けた努力を行わなくなりました。

「チーム医療がなかったら、患者の安全を守れるわけがないんです。でも、そういう常識が通じない病院もあることがよくわかりました。事故が起きる前に退職するつもりです。他に良い病院はいくらでもあるので、そこに再就職する予定です。病院のスタッフには内緒ですよ」

太郎は疲れた笑顔を見せながら、そうつぶやきました。

(4)「もし、希望がかなっていたら……」――梅子（看護師、25歳）

梅子は四年前に看護師になり、実家の近くにある全閉鎖病棟の精神病院で働きはじめました。閉鎖病棟とは、職員が患者や面会人の依頼に応じて解錠しない限り、患者や面会人が病棟に出入りできない建物のことです。

「学生時代に実習で行った精神科病院は、開放病棟と閉鎖病棟の両方があって、重度の精神障害者が閉鎖病棟に入っていました。だけど、私が就職した病院は閉鎖病棟しかないので、軽症とか重症とか関係なく皆さんそこに入っています」

働きはじめた当初、梅子は閉鎖病棟しかないことに驚きましたが、参考になる病院が実習施設しかなかったこともあり、「まぁこんなものなのかな」と順調に馴染《なじ》んでいくことができました。ところが、就職してから一年後に、彼女にとっておそらく一生忘れられないであろう出来事に遭遇しました。

「ある日、40年以上入院している患者が、『家族に会いたい』って言ったんです。その方は普段、病棟ホールで食事する以外は病室から一歩も出ません。一応、作業療法の処方は出ていましたから、看護師からも毎日参加を促していたのですが、ずっと拒否していたんです。なのに、自分から『家族に会いたい』と言ってくれたんです。だから私、カンファレンスで『家族に会わせてやりたい』と言いました。そうしたら主治医から、『20年以上前からご家族の面会はない。今さらどうしようもない』と言われました。病棟看護師長は『ご家族もご高齢ですし、今さら患者を受け入れるのは無理でしょうね』と言うのみでした。私は理解できず何度もかけあいましたが、『うちは全病棟が閉鎖だから、他に行き場のない患者が集まっているんだ。しょうがないだろ！』などと言われ、やはり許可してもらえませんでした。患者は『家族に会いたい』と一度だけ言ったきりだったので、私は申し訳ないと思いつつもしょうがないかなって思いはじめていました。で、でも……でもその約一年後に、患者が自殺してしまったんです……」

梅子はそう語ると泣き出してしまい、しばらく語ることができませんでした。彼女は患者が自殺した本当の原因はわからないと言いつつも、患者の希望に応えることができなかった自分を、ずっと責め続けていました。

「他のスタッフは気にしちゃ駄目って言いますけど、今もずっと後悔しています。どうしてあの時もっと頑張らなかったのか、チームから協力を得るためにできることはなかったのか、って自問自答しています。夢でも見ます。自殺の一報が入ったところで目が覚めるんです」

3　信念対立とは何か

以上、四つの信念対立の事例を紹介してきました。臨床現場の信念対立は、次郎と三郎のケースのようにわかりやすい「衝突」として経験されることもあれば、太郎、花子、梅子のように「徒労感」「ストレス」「後悔」などの苦悩として体験されることもあります。信念対立というと「衝突」をイメージされるかもしれません。しかし、その体験の中身は人によって異なるのです。

これは同じ信念対立にかかわった人たちでも同様です。たとえば、梅子は患者の自殺がトラウマになりました。しかし、他のスタッフはそうではありませんでした。信念対立は立ち位置が異なれば、受け取り方が変わる問題です。だから、同じ信念対立に遭遇したはずなのに、自分は傷ついても周りは平然としている、ということもあり得ます（その逆もしかり）。

ただし、信念対立が発生する構造は同型です。それについて、諸学の信念対立解明の哲学である構造構成学を体系化した西條は、「それぞれが自分の信念を自覚することなく絶対視することにより起こる根源的な対立(2)」だと述べました。つまり信念対立は、それにかかわった方たちが自身の信念に疑義の余地を持たず、矛盾する信念に直面したがゆえに陥った終わりなき泥仕合だ、と言うことができます。「講義5」で詳述しますが、信念対立の内実は異なっても、この構造は共通しています。

本書では、この講義で紹介した事例以外にもたくさんの事例を紹介しています。皆さんはそれらの事例から「自分も似たような経験がある」「実際に聞いたことがある」と感じることでしょう。信念対立は、医療保健福祉領域のさまざまな現場で切実な問題として起こっているのです。

4　信念対立と倫理的ジレンマの異同

なお、信念対立に似かよった問題に、「倫理的ジレンマ」があります。倫理的ジレンマとは、正しい答えがない複数の選択肢があり、何らかの悪い結果が予想されるにもかかわらず、どれかを選択しなければならない状況を意味しています。(3) 信念対立と倫理的ジレンマは、葛藤や対立、不安などの煩悶《はんもん》を引き起こすという点でよく似ています。しかし、後者に比べて前者のほうが広い問題を扱うという点で異なります。

たとえば、上述したように信念対立している当事者は、何らかの悪い結果が予測されるのに選択しなければならない、という状況でのみ苦しんでいるわけではありません。次郎と三郎の例で端的に表れていますが、信念対立は「自分は絶対に正しいのに相手がなかなか理解しない」という構図でも起こりうるのです。つまり信念対立は、倫理的ジレンマの成立要件を抜きに成り立つことがあるわけです（「講義14」参照）。したがって、信念対立解明アプローチは倫理的ジレンマを扱うこともありますが、より広範囲の問題を射程に収めた技法だといえるでしょう。

以上、「講義1」では、信念対立とはどのような問題なのかについて論じました。皆さんが信念対立を皮膚感覚でとらえることができるようになれば、今回の講義は成功したといえるでしょう。

「講義2」は、信念対立解明アプローチの哲学的基盤である構造構成学について論じていきます。

講義 2

構造構成学とは何か

1 医療保健福祉領域における構造構成学の展開

本書で提案する信念対立解明アプローチは、構造構成学という方法原理に基づいた理論的研究と、その知見を応用するさまざまな実践体験を通して開発されました。構造構成学は、気鋭の哲学者であり発達心理学者である西條剛央が、人間諸科学の信念対立を解明するために開発し、その後たくさんの研究者、実践家を巻き込みながら今なお深化し続けている学際領域です。

その汎用性はすさまじく、医療保健福祉領域に限っただけでも、人間科学的医学[1]、医療論[2,3,4,5,6]、感染症[7,8]、実践原理論[9]、看護学[10]、障害論[11]、ＱＯＬ理論[12,13]、チーム医療[14,15,16]、作業療法[17,18,19,20]、理学療法[21,22]、心理学[23,24,25,26]、認知運動療法[27]、精神医療[28,29,30]、認知症アプローチ[31]、リハビリテーション論[32,33,34,35]、ソーシャルワーク[36,37]、エビデンスに基づいた実践[38,39,40,41,42,43]、ナラティブに基づいた実践[44,45]、インフォームドコンセント論[46]、パターナリズム論[47]、アサーション理論[48]、健康不平等論[49]、助産学[50,51]、地域福祉活動評価[52]などの領域に応用されています。

さらには医療保健福祉領域のほかにも、歴史学、国家論、体育学、メタ研究法、質的研究法、統計学、実験研究論、生態心理学、社会学、教育学、教育指導案作成法、自己効力理論、メタ理論構築法、文学論、理論論、他者論、妖怪論、縦断研究法、ダイナミック・システムズ・アプローチ、発達心理学、英語教育学研究法、英語教育、日本語教育、音楽教育、議論論、学融論、社会構想法、メタ科学論などの領域にも展開しています。僕は、若手哲学者が開発した哲学が、わずか数年でここまで多様な領域に影響を与えた例を、他にして知りません。

構造構成学は現在も発展中であり、ウェブで研究成果の一覧が公表されています。最新情報は本書末尾にある「文献・註」で示したＵＲＬ[53]でご確認いただけたらと思います。

2　なぜ構造構成学なのか

では、さまざまな哲学があるなかで、なぜ構造構成学が信念対立解明の道具立てとして、これほど多くの領域で採用されているのでしょうか。

これまでの研究[54,55]から信念対立解明の方法論を開発するには、①徹底した懐疑に耐える、②懐疑主義に陥らない、という二つの条件を満たした「原理」である必要があると考えることができます。ここでいう原理とは、特定の関心から論理的に考えていけば、誰もが共通了解に至る可能性を担保した理路です[56]。言い換えれば、原理とは、立場の異なる人々でも、丁寧に考えていけばわかりあえる可能性を備えた思考の道筋だということです。

いまひとつ理解しがたい人は、算数をイメージしてください。たとえば「１＋１＝２」という理屈は、数えることに関心があり、プラスやイコールなどの論理を追うことができれば、誰にとっても了解できる理屈でしょう。このように、原理はある観点のもとで思考のプロセスを追えば、考え方が異なっても理解に至れる可能性を担保したものなのです。

ここで「理解できると保証する」と言い切らない理由は、誰しもが「計算間違い」することからもわかるように、理路としては誰もが了解できるようになっていても、実際には道筋をそれてしまい、理解できないことがあるためです。だから、原理とはいつも、「共通了解可能性の担保」という控えめな表現で表されることになるのです。

さて、他方、「原理」に類似した用語に「本質」があります。本質と原理は何が違うのでしょうか。構造構成学には関心相関的本質観取（構造構成的本質観取）という方法があります[57,58]。関心相関的本質観取は、現象学者・西研の、現象学的本質観取は必ず特定の関心に照らして行われる、という洞察[59]を引き継いで、構造構成学の方法論として僕があらためて定式化し直したものです。

この方法では、事柄の本質を取り出すために「〜とは何か」という関心から洞察し、事柄の一番大事なポイントをうまく言い表した表現を探っていきます。本質をうまくとらえた概念には、「腑に落ちる」という感覚がつきまといます。

本質の言い当ては、子どもでもできることがあります。たとえば、僕の長男坊の織舜《おりと》（5歳児）は入園した当初、「幼稚園には自由がないから嫌だ。だけど、家には自由があるから好きだ」と言いました。僕は面白いこと言い出したなと思い、彼に「自由とは何？」と問いかけました。すると、しばらく考えて「自由とは、やりたいことができることだ」と応えたのです。僕は、わが子ながら5歳児にしてはうまく言い当てたなぁと感心しました。息子の洞察は僕にとって腑に落ちるものでしたから、「自由とは、やりたいことができることだ」という言い当ては、さしあたり（彼と僕にとって）本質だと見なすことができます。

ですが、これは原理ではありません。なぜなら、「自由とは、やりたいことができることだ」という言い当てだけでは、そう言える理由がわからないからです。原理とは本質に理由がついたものなのです。本質は納得をもたらし、原理は納得の理由をもたらすわけです。もう少し厳密にいえば、原理とは、本質に他者も到達できるよう、注意深く論証を積み重ねて提示したものであるといえるのです[60]。

さて、いくつかの研究[61,62,63,64,65]では、上述した信念対立解明の方法論の二条件に照らして、モダニズム（たとえば素朴実在論、実証主義、機械論、還元主義など）から、ポストモダニズム（たとえば、社会的構築主義、社会生成主義、解釈学、文脈主義、全包括主義、物語論など）、そしてそれらの思想的潮流にも収まらない哲学（構成主義、プラグマティズム、反還元主義、認識論的現実主義など）に至るまで、幅広く検討されてきました。その結果、現状では原理的に検討する限りにおいては、構造構成学[66]と現象学[67]が信念対立解明の道具立てとして、最も期待できるであろうと考えられるようになりました。

では、構造構成学と現象学のいずれが信念対立解明の哲学として原理的なのでしょうか。両哲学の比較検討の端緒を開いた現象学者・教育哲学者の苫野は、後述する構造構成主義の中核原理である現象と、現象学の思考の始発点である超越論的主観性の原理性を吟味しています[68]。構造構成主義でいう現象は「すべての立ち現れ」です。他方、現象学の超越論的主観性はさまざまな確信構造が構成され続ける様相のことであり、「私の現象」にパラフレーズすることができます。

苫野は、超越論的主観性に含まれる主観という言葉の使い方が、主観と客観の一致不一致を問う主客問題（信念対立の温床のひとつ）を再び呼び込みかねないという問題性を織り込んだうえで、超越論的主観性と現象の原理性に根本的な相違はなく関心に応じて使い分ければよい、と適切に指摘しています。また、信念対立の内実が価値に関するものであれば、超越論的主観性という概念を使用したほうが有効である、とも論じています。たしかに、価値は誰に立ち現れるか、という問いのもとでは、たいてい「私に立ち現れる」と思うでしょうから実感としては納得できるものでしょう。

このような苫野の議論は、現象学と構造構成主義の比較検討の端緒を開いたものであり、その理路の精度と深度も相当なものだと思います。しかし、僕の知る範囲では、苫野の議論以外に現象学と構造構成主義の比較検討を行ったものはないうえに、もう少し別の角度からも論じることができるだろうとも考えています。ですからここでは、苫野の議論を踏まえつつ、それとはまた違った観点（信念対立解明アプローチの体系化）から両哲学の異同を検討したいと思います。

さて、先の観点からあらかじめ僕の考えを言っておけば、現象学よりも構造構成学のほうが、信念対立解明の哲学としてより原理的です。理由は、構造構成学と現象学の「方法概念（ツール）」の作られ方の違いにあります。これの詳細を述べようとしたらそれだけで一冊の本が書けますから、ここではそのアウトラインだけ述べておきます。

大きなポイントをいえば、現象学の主たる方法概念である超越論的主観性、現象学的還元、本質観取は、いずれも「私」や「自他における身体構造の同型性」の成立があらかじめ要請されるのに対して、構造構成学の主たる方法概念である現象、志向相関性、構造は、そういった前提があらかじめ要請されることはありません。構造構成学は現象学に比べて、その成立に先立って前もって仮定しなければならない仮説が、ほぼないのです。

たとえば、現象学で「医療とは何か」を洞察する場合、まず「私にとって医療とは何か」と問うところから始めます。そして「私にとっての医療」の本質が取り出せたら、それが他の人にも妥当するかどうかを考えるのです。それにより、「私」の考える医療が「他者」にも了解できるようなものだと考えることができれば、それが医療の本質や原理だという話になるわけです。

このロジックが成立するためには「私」と「他者」の身体構造の同型性が、あらかじめ成立する必要があります。そうでなければ「私」（身体）にとっての医療の本質が、「他者」（私とは異なる身体）にも妥当すると確かめる術がないためです。また、「私」もそうです。現象学が「私」にとっての〇〇を内省するところから始める以上、あらかじめ「私」が成立している必要があります。でなければ、「私」が〇〇をどう経験しているかを問うことができないためです。

ところが、構造構成学で「医療」を洞察する場合、「医療」という「構造の成立条件」を問うというところから始めます。つまり、構造構成学の基本方法は、「私」に引きつけて事柄の本質を問うのではなく、特定の観点から見たときにその構造がどのような条件のもとで成り立つのかを、フラットに洞察していくのです。それはもちろん、「私にとっての医療」という問い方を封印するものではありません。そうではなく、構造構成学では「私」から洞察するのもまたひとつの観点にすぎず、現象学のようにそこから始める必要がある、とは考えないのです。

この違いは、両哲学そのものによってもたらされる信念対立の発生強度に比例して現れているのではないか、と僕は考えています。たとえば、現象学では、「私とは異なる他者の意味と発生」にかかわる他者問題などの諸難問が噴出しています(69)。現在も、現象学において他者の成立をめぐる信念対立は終わっておらず、現象学全体の否定にまで議論が発展してしまったものもあります。つまり、現象学は道具立てのマズさによって、その総体から否認される事態に陥っていたわけです。

もちろん、そうした批判に対しては、竹田や西によって非常に原理的な反論が加えられています。僕はその反論によって、現象学批判のほとんどが返り撃ちにあったと考えています。ですが、現象学の再構造化に成功した竹田自身が、「私のような立場はいまのところ異端で、学会では本流ではありません(70)」と言うように、現象学が難問の渦に巻き込まれている現状に変わりはありません。

ところが、構造構成学は信念対立を解明するという関心のもと、論理的に考えられる限りにおいて、前もって成立しておかなければならない前提を限界まで排した方法概念で成り立っています（詳細は後述）。その点に、現象学にはないアドバンテージが構造構成学にはある、と僕は考えているのです。

ではなぜ構造構成学はそのような理路として構築されたのでしょうか。その理由として、開発者の西條が『構造構成主義とは何か』という書籍の中で、丸一章分を割いて現象学の整理を試みていることからわかるように、現象学のような諸難問にからめとられない理路で構造構成学を構築するというねらいが最初からあったためだ、と僕は考えています。つまり、構造構成学は、現象学を反面教師にして作られた側面があるわけです。だから現時点において、構造構成学は多数の研究が行われているにもかかわらず、現象学のような事態には陥っていないのでしょう。

それだけでなく、構造構成学の先行研究を検討すればわかるように、それは他者論[71,72]、科学論、存在論、価値論、意味論、構造論などにまつわる哲学的諸難問の根本解明に、精緻な理路を提供しているぐらいです。こうしたことから僕は、信念対立解明という現象学のモチーフを継承した構造構成学が、現象学のように難問の渦に巻き込まれなかった理由を、ギリギリまで前提を排することで成立した方法概念の違いに求めることができる、と考えているのです。本書の目的は信念対立解明アプローチの提示ですから、信念対立によりからめとられにくい方法概念を備えた構造構成学が、開発の道具立てとして最も適していると考えられるわけです。

3　構造構成学の中核原理

では、構造構成学はどのような学なのでしょうか。構造構成学は、人々の志向性に応じて多様な成立の仕方がありうる、というスタンスを取っています。だから、限られた紙面でその全体像を説明するのはほぼ不可能です。ですからこの講義では、信念対立解明アプローチの体系化という関心のもと、構造構成学の中核原理である現象、志向相関性、構造、のみに絞り込んで論じていきます。

（1）現象、志向相関性、構造の関係

まず、これら三つの詳細を個別に述べる前に、それぞれの関係について明確にしておきます。端的にいってそれは、「現象は志向相関的に構造化される（現象－志向相関－構造図式）」という定式として表せます。つまり、これらの原理は別々にあるわけではなく、パズルのピースのごとくお互い密接に関係しあった方法概念として受け取る必要があるのです。

たとえば、いま目の前に聴診器があるとしましょう。このとき「目の前に聴診器がある」という体験の内実は、構造構成学でいう「構造」です。つまり大きくいえば、構造とは、具体的で個別的な体験の内容だということができます。

ただし、構造構成学の「構造」には、二つの異なる論理階型があります。一つは言語化されていない体験です。僕たちは日々の生活でいろいろな体験をすると思います。ですが、そのすべてについて言語化するわけではありません。多くは体験されるだけで、ただ過ぎ去っていくだけです。わかりにくい方は、電車の窓から外の景色をながめた体験を思い出してください。いろいろな景色が体感されるはずですが、ほとんどは言語化されないはずです。構造には、このような言語化される以前の体験を意味する論理階型があるのです。このことを構造構成学では、「広義の構造」と呼びます。広義の構造は、他者存在や共通了解可能性などの原理的基礎づけに重要な理路を提供しています。

　他方、体験は言語化されることもあります。先の例でいえば、電車の窓から外の景色をながめたときに、「家が見えた」「国道に車やトラックが走っていた」などの説明を行うことができるはずです。この構造には、それぞれの体験内容を言語化することも含まれるのです。構造構成学ではこれを「狭義の構造」と言います。狭義の構造は、構造構成学の科学論的基盤として機能し、構造構成学がさまざまな領域に普及するドライバになった方法概念です。構造構成学がパワフルで先進的であると評価されるきっかけになった理路でもあります。しかし、信念対立解明アプローチの開発という点では、広義の構造と狭義の構造の違いの正確な理解は、あまり重要なポジションを占めません。ですからこの議論はこれ以上突っ込まず、先の定式の詳述に歩を進めます。

　さて、では「目の前に聴診器がある」という実地体験は、誰にとっても同じなのでしょうか。答えはノーです。なぜなら、赤ちゃんは聴診器など知らないし、目が見えなければ「目の前に聴診器がある」という内容の体験にはならないはずだからです。つまり、体験内容は、体験への向きあい方によって変わるわけです。このことを言い当てる原理が、構造構成学でいう「志向相関性」です。志向相関性は、経験内容を規定する根拠になるものです。

　すると、最後に残った「現象」は何でしょうか。先に僕は、「目の前に聴診器がある」という実地体験は人によって異なると述べました。つまり、「構造」は立場が変われば作りが変わるわけです。しかし、どんな立場にいようとも共通することが一つあります。それは、「目の前に聴診器がある」という体験が、人によって異なることも含めて「立ち現れ」ている、という点です。

　これが、構造構成学でいう「現象」です。つまり現象は、向きあい方によって成り立ち方が変わる個別の体験内容ではなく、あらゆる経験が顕在化していることそのものを言い当てているわけです。

さて、僕は構造構成学の中核原理の関係を、「現象は志向相関的に構造化される」と言い表しました。上記の説明を踏まえてこのテーゼをもう少し突っ込んで言い換えれば、「立ち現れるすべての経験は、向きあい方によって内容が規定される」というものになります。そのため、構造構成学の基本的思考法は、現象において志向相関的な構造化が成立した諸条件を問う、というものになるのです。

そこには、現象学のように「私」や「自他における身体構造の同型性」といった前提はありません。構造構成学においては、そうした前提もまた、志向相関的に構成された構造です。つまり構造構成学とは、そういう前提が要請されることも含めて、もっとフラットに「構造の成立条件」にねらい定めて解き明かしていく「学」なのです。

もちろん、構造構成学の使い方は極めて多様ですから、個々の研究実践だけを見れば、他の思考法もありうるでしょう。ですが、構造構成学を標榜《ひょうぼう》している以上は、その奥底に上記の「現象は志向相関的に構造化される」というテーゼが横たわっていると考えてもらってさしつかえありません。

(2) 志向相関性

では、そもそも志向相関性とはどのような考え方なのでしょうか。志向相関性とは、存在・意味・価値は、身体・欲望・目的・関心に相関的に規定される、という原理です。つまり、あらゆる構造のあり方、理解、評価などは、対象への向かい方に応じて与えられるほかない、というわけです。僕は自身の研究やその他の先行研究から、志向相関性は、存在・意味・価値の成立条件を解き明かした原理として極限まで鍛え抜かれた理路になっていると考えています。

たとえば、ウジ虫。普通これは気持ち悪いという意味や、グロテスクな存在として受け取られています。

ご飯のなかにウジ虫がいたら吐きそうになるでしょうし、「このウジ虫ヤロー！」と言われたら、通常それは悪口であって賞賛ではないのです。

　では、ウジ虫は誰にとっても気持ち悪くて、グロテスクで、最低な生物なのでしょうか。答えは否です。実のところウジ虫は、壊死や壊疽《えそ》などの治療（マゴットセラピー）が目的の一部の医療者にとっては、価値のある治療道具として存在しているのです。つまり、ウジ虫の受け取られ方がここでは逆転しているわけです。志向相関性から見れば、この違いは、ウジ虫が苦手な人とウジ虫に価値を見いだす人の志向性（身体・欲望・目的・関心）の開きに、求められることになります。

　これは、言われてみれば当たり前です。しかし、普通は完全に忘れられています。注文したご飯にウジ虫が入っているとわかったときに、「私は気持ち悪いと思うけど、人によっては喜ぶのよね。うふふ」と思えますか。普通はまず無理でしょう。たいていの人は嫌な気分がモウレツに襲ってきて、もうその店でご飯を食べようと思わなくなるはずです。当たり前じゃないから、そう反応するのです。この例は極端すぎると思った人は、ご自身が担当患者の病室に行くために、病棟の廊下を歩いている状況を思い出してください。このとき皆さんには、屋内の通路や通りすぎる人々などが見えることでしょう。

　では今いちど問いますが、病棟の廊下は誰にとっても同じように見えるでしょうか。よく考えればわかることですが、それは志向性（たとえば身体）に応じて皆さんが体験しているように構成されたものにすぎません。かつてユクスキュルとクリサート[73]が洞察したように、たとえばミジンコの身体からは、まったく違う体験が得られるはずです。ですが、皆さんの多くはそんなことは考えるまでもなく、「廊下がある」と極めて明確に確信しているでしょう。この例も、志向相関性の引力圏内の話であるにもかかわらず、です。

　志向相関性は、それが原理であるがゆえに、よく振り返って考えれば誰でも共通了解できる可能性（普遍洞察性）が担保されています。それゆえ、当たり前のことを言っていると理解されがちです。しかし、普段はそんなことは自覚されずに過ごしているのです。志向相関性は、言われてみれば当たり前であるがゆえに忘れ去られる考え方を、意識化させる方法原理でもあるわけです。その点において、志向相関性は尋常ならざる原理だといえるでしょう。なお、構造構成学には、価値の原理、選択の原理、共通了解可能性の原理、原理抽出の原理、存在の原理、方法の原理、評価の原理などが含まれますが、それらはすべて志向相関性によって基礎づけられています。このことからも、志向相関性が構造構成学の中核原理だという意味が、理解できると思われます。

(3) 現象

次に「現象」です。これの意味は、先に述べたように「立ち現れたすべての経験」です。つまり、現象には客観的事実、夢、幻、妄想、心霊体験、デジャブ、現実体験などのすべてが含まれることになります。これまでの多くの研究から、現象は立場がまったく違っていても、それでもなお納得に至る共通了解可能性が担保された原理であると論証されています。

それゆえ、現象は、信念対立解明の研究や実践で「思考の始発点」に置かれてきました。なぜなら、立場が違うために生じる信念対立に耐えるためには、どんなに疑われても疑い切れないと確信させうるタフな論じ方が求められるためです。現象はまさに、疑えば疑うほどその成立を受け入れざるを得なくなる方法概念であり、信念対立研究においては、これ以上最適な「思考の始発点」はないと思います。

たとえば、皆さんは今、本書を読んでいるわけですが、もしかしたらこれは夢かもしれません。また、皆さんは自分自身がこれまで生きてきたこと自体は客観的事実だと思っているかもしれませんが、過去の記憶とともに一秒前にこの世界ごと生まれたのかもしれません。実はとことん疑っていくと、こうした可能性は排除できなくなるのです。しかし、皆さんが今疑っていることも含めて、立ち現れていること自体は、これ以上疑えないはずです。個々の体験内容（構造）は嘘かもしれないけれども、何らかの事柄がまさに体験されている、その点はさしあたり成立しているのです。徹底的に疑えば疑うほど、そのこともからめとるようにして経験されてしまう、それはさしあたり認めるほかはない、というのが現象の意味するところです。

(4) 構造

前述のところをわかりやすく言い換えれば、現象以外、すなわち「構造」は、ほとんど嘘かもしれないということです。先の例でいえば、「ウジ虫がいる」も「病棟の廊下を歩く」も構造です。皆さんは今本書を読んでいますが、その体験内容も、本書の内容も、全部構造です。もちろん、言葉も、感情も、医学的知識や科学も、理論も、実践も、日常生活も、患者の訴えも、他職種も、病院施設も、地球も、太陽も、宇宙も、ぜ〜んぶ構造です。

構造構成学でいう構造は、丁寧にいえば上述した狭義の構造と広義の構造からなります。この構造を信念対立解明アプローチの文脈からいえば、志向相関的に受け取る存在・意味・価値のすべてだ、という話になります。構造は志向相関的に構成され、信念（存在・意味・価値）もまたそうだからです。つまり、あらゆる信念は志向相関的に構成された構造なのであり、すべての信念に間違っている可能性があるという話になります（「講義10」参照）。

もっといえば、「立ち現れすべて」といった時点で体験内容（構造）として成立してしまう側面がありますから、現象すらも嘘かもしれません。この現象も、志向性（この場合、立場の違いを越えて成立する考え方は何かという関心）を抜きには感受できないためです。また、志向相関性だって構造ですから、嘘かもしれません。志向性に応じて存在・意味・価値が構成されるという認識そのものから、偽られているかもしれないためです。あぁ、なにやらすべてが怪しくなってきました。

しかし、構造構成学はラディカルな懐疑主義ではありません。構造構成学は、あらゆる構造には疑いの余地が残るけれども、特定の志向性を定めてしまえば、それ以上疑える余地がない原理に達することができる、という論じ方を展開しているためです。つまり、構造構成学では、構造の可謬《かびゅう》性を出発点にしつつも、ある特定の関心のもとでは疑い得ない構造（原理）が成立する可能性を担保しているのです。

たとえば「存在・意味・価値という構造が成立する条件は何か」という問いのもとで考えていった結果、考える限りにおいて志向相関性は成立せざるを得ないことが徹底的なかたちで論証されています。それは上記の志向相関性の概説からもある程度わかると思います。すると、この問いそのものは妥当なのかという疑いが生まれるかもしれません。しかし、そういう疑いも含めて志向性です。だから、仮にどこかの誰かが「妥当ではない」と結論づけたとしても、まさにそのことによって志向相関性の成立が裏づけられてしまうのです。

また、現象も、「立場がまったく違っても了解できる構造が成立する条件は何か」という問いのもとにある限りにおいて、これ以上さかのぼって考えることができないと厳密に論証されています。先に述べたように、どんなに徹底的に疑っても、疑っているということそのものが、立ち現れる何かに回収されてしまうためです。構造は、基本的に疑おうと思えば疑えます。しかし、そのなかには、特定の関心のもとではそれ以上疑うことができない原理もあるわけです。構造構成学は原理の次元で展開しています。構造構成学が何でもありの懐疑主義の罠に陥っていない理由が、ここにあるのです。

4　構造と志向相関性、そして解明術

さてここで、解明術（「講義9・10・11」）につながる議論の伏線をひとつ引いておくと、上記の理路にしたがえば、ある構造の有用性の程度はそれの背景にある志向性までさかのぼり、それの達成に構造が役立つかどうかを検討していけば、判断できることになります。

たとえば、皆さんが管理職の立場で「職場（病院・施設）の仕事のマンネリ化を防ぎたい」という関心を持ち、月に一回の頻度で事例検討会を開催することにしたとしましょう。この例では、仕事のマンネリ化防止は「志向性」で、月一回の事例検討会の開催は「構造」です。つまり、志向相関的に成立した構造の有用性の検討は、月一回の事例検討会の開催が仕事のマンネリ化の防止に役立つかどうか、という観点から行うことでできるわけです。それにより、大勢がこの対策（構造）で十分いけると了解すれば、さしあたり志向性の実現化に人々が協力しあえる明るい公算がある、という話になります（その逆もあり得ます）。つまり、関係する人々が相互了解できる程度の構造は、日々の実践でも構成することができるのです。それでなければ、立場の異なる人々が協力しあうことはできません。

後述するように、信念対立解明アプローチの中心は、解明術壱号、弐号、参号からなります。解明術壱号と弐号は、構造の可謬《かびゅう》性の原理を逆手にとって信念対立化した信念を相対化し、人々の多様性の承認に至らせる技法です（「講義9・10」参照）。解明術参号は、人々の多様性を受け入れたうえで、それでもなお了解しあえる可能性を作り出す技法です（「講義11」参照）。解明術参号は、さしあたりの納得できる構造がありうるという可能性の原理を活かしたものになります。

なお上述したように、構造構成学における構造は、科学の原理という非常に重要な機能があります。科学

の原理は、構造構成的‐構造主義科学論という理路によって、あらゆる研究の科学性を原則等価に基礎づけています。信念対立解明アプローチの開発段階では、科学の原理が重要になることはあまりないので、これ以上論じません。しかし、科学の原理がもたらしたインパクトは大きく、さまざまな医療保健福祉領域で継承されていることだけは覚えておいてください。

以上、構造構成学の中核原理は現象、志向相関性、構造ですが、ほかにもさまざまな原理がこの学には組み込まれています。信念対立解明アプローチの開発は、三つの中核原理から始めて、「講義４」で新たに契機相関性の原理を継承しながら、開発していきます（契機相関性の原理については後ほど詳述します）。

次の「講義３」では、本書のモチーフである「信念対立の解明」とはどういうことなのかを論じていきましょう。

講義 3

信念対立を解明するとはどういうことか
――解明論

信念対立解明アプローチは、臨床現場で生じた信念対立を構造構成学で撃てるように、方法論的に拡張したものです。ところで、信念対立を解明するとは、いったいどういう意味なのでしょうか。信念対立解明アプローチの射程を明確にしておくために、今回はそのことについて論じていきたいと思います。

1　「解決」ではなく「解明」

鋭い方はすでにお気づきかと思いますが、本書で提案する技法は信念対立「解明」アプローチであり、信念対立「解決」アプローチではありません。つまり、信念対立解明アプローチは、信念対立の「解決」をモチーフにしたものではないのです。

僕の考えでは、信念対立の解決は難しいケースでも、解明はできる可能性があります。信念対立の裏では、さまざまな利害が複雑にからみあうことがあります。解決はそれを顕在化させてしまい、かえって信念対立を悪化させることもあるためです。しかし、どんなに熾烈《しれつ》を極める信念対立でも、解明できる可能性だけは残されている、というのが僕の考えです。解明は解決よりも弾力性があるのです。

もちろん、解明された信念対立は、その結果として解決に至ることがあります。また、なかには解決できる信念対立もあります。でも、最初は信念対立の解明をめがけたほうがよいでしょう。言葉遊びのように感じられるかもしれませんが、これはとてもプラクティカルな問題です。

2　解決と解明の違い

では、解決と解明は何が違うのでしょうか。一般的な辞典によれば、解決とは「もつれていた物事にけりをつけたり、問題に結論を出したりすること[1]」だと書かれています。けりをつけるとは「容易に決着のつかなかった物事を、なんらかの結論を出して終わりにする[2]」ということです。こうした説明を踏まえれば、解決とは問題を発見し、結論を出して終わらせることだ、ということができるでしょう。

他方、上記の辞典によれば、解明とは「わからない事柄を明らかにすること[3]」だと述べられています。わかりやすくいえば、解明は謎を謎ではなくすることだといえるでしょう。こうした理解は、信念対立の解明をモチーフにした構造構成学にも通じることです。

構造構成学では『解明』とは言葉の営みとして立ち現れてきた難問を、言葉を駆使することにより原理的に終わらせてしまうこと[4]」だと論じています。ここでいう原理的とは、「講義2」でも論じたように、特定の関心のもとで論理的に考えていけば納得に至る、共通了解可能性が担保された理路のことです。つまり、解明とは、誰もが丁寧に洞察すれば理解できるような考え方を示すことで、問題を問題でなくしてしまう営みなのです。以上を踏まえれば、解決と解明は、問題の終焉という点において同型だといえます。つまり、解決と解明は、基本的に問題に対して黙認する態度はとらず、終わらせるという点で方向性が同じなのです。

しかし、解決と解明では、問題の終わらせ方が違うのです。上述したように、解決は問題に対する結果を示すことで終わらせようとします。つまり解決では、発見された問題の成立が前提に置かれたまま、その問題に対する解答を示そうとするのです。

それに対して解明は、問題から問題性を抜き取ってしまうわけです。つまり解明は、発見された問題が成り立たないようにさせようとする営みだということができます。解明は問題の成立を前提にせず、むしろ問題そのものを破壊してしまおうとするわけです。すなわち、信念対立の解明とは、信念対立を信念対立でなくしてしまうことだといえます。

この違いは決定的です。解決では結論の前提に問題が横たわったままですが、解明がやり遂げられたあかつきには、問題が木っ端みじんに粉砕されているのです。解決と解明では問題の終わらせ方がまったく異なるといえます。もちろん、解明の結果として、信念対立が解決されることはあります。しかし、解明は信念対立を前提にして具体的な解答を示すわけではなく、そうした問題が問題にならないようにしてしまうことだ、という理解を忘れてはいけません。解明と解決の理解がごっちゃになったままでは、構造構成学とそのコロラリーである信念対立解明アプローチの射程と意義を明確に受け取れなくなるので、注意が必要です。

3　構造構成学は人間諸科学の信念対立をいかにして解明するのか
——研究評価の信念対立を例に

(1)　構造構成学における解明の例

では、構造構成学は人間諸科学における信念対立の解明を、どのようにして成し遂げたのでしょうか。信念対立解明アプローチで扱う臨床現場の信念対立は後でたくさん出てきますから、ここでは構造構成学の発案者である西條の議論にならって、研究評価の信念対立の解明を例示しておきます。[5]

西條によれば、人間諸科学には全領域の研究の意義を妥当に評価しあえる方法論がなく、異なる領域の研究者が互いの研究の意義を否定しあう関係が続いていました。そのため、人間諸科学はさまざまな学問が集合した特徴を活かせず、徐々に沈滞していったと西條は言います。この信念対立を「解決」しようとしたら、人間諸科学における領域を超えた研究評価の困難さ、という問題を前提にしたまま、何らかの結論を提示することで終わらせようとすることになります。結論の背後に問題が置かれたままです。

ところが、先に言ったように、信念対立は解決できないことが多いのです。実際、構造構成学が開発される以前の人間諸科学には、「〈人間科学を試みる〉→〈建設的議論に発達しない〉→〈学習性無力感に陥る〉→〈実質的に不要なのでやめてしまう〉」[6]という構造があると指摘されており、解決しようとしてことごとく失敗してきたと考えることもできるでしょう。

それに対して構造構成学では、人間諸科学のさまざまな研究者が、異なる研究領域の意義を建設的に評価しあえないという問題の成立そのものを根本的に終わらせようとします。詳細な議論は成書にあたっていただくとして、ここではそのポイントを一言で表しておくと、「あらゆる研究評価は関心相関的である」というものになります。

研究の意義というのは構造ですから、構造構成学はそれが構成されるドライバになった志向相関性から考えていったわけです。このポイントは、言われてみれば当たり前のように感じるかもしれませんが、前回も述べたように普通そのことは自覚できていません。そして、この解明が持つ意義は、次の事例を見ればわかると思います。

（2）大学院における研究評価の信念対立例

ある人間諸科学系の大学院で、大学院生が事例研究を行ったときのことです。指導教員は「意義がある」と評価し、研究科長は「意義がない」と評価しました。つまり、大学院生の研究に対する評価が、両者の間で真っ二つに分かれたのです。この信念対立を解決しようとしたら、価値判断が真っ二つに割れた状態を置いたまま、結論を導いていくことになります。その先にあるのは、事例研究の「意義がある」「意義がない」のいずれかです。

もし、指導教員が強く主張したことで、大学院生の事例研究に「意義がある」ことになれば、学位の取得に一歩近づくことになります。一方、研究科長の主張どおりに「意義がない」ことになれば、学位の取得は遠のくことになるわけです。どちらにたどり着いても、信念対立の炎はくすぶり続けます。なぜなら、問題の根源である研究の意義に対する判断は、両者の間で最初から最後まで分かれたままだからです。

実際、僕の知りあいのなかには、これに類似した信念対立に巻き込まれ、所定の年数で学位を取得できなかった人がいます。また、学位を取得できても、その数年後にかつて反対した教授から、「今でも私個人は、あなたを博士として認めていないし、これからも認めることはない」と言われた人もいます。知人は僕に「信念対立に終わりはないぞ……」と恨めしそうに言いました。

ここに構造構成学が導入されれば、事例研究の価値（意義）は「研究者の関心によって変わる」、という観点から検討していくことになります。それにより、上記の指導教員が事例研究に「意義がある」と判断したのは日々の臨床実践の研究に強い関心があるためであり、逆に研究科長が「意義がない」と判断したのは統計学的推論によって検証する研究に強い関心があるためだ、という自覚を持って大学院生の事例研究の研究評価に挑むことになるわけです。

さらには、指導教員の研究評価は、「私が大学院生の事例研究に意義があると思うのは、自身も事例研究に強い関心があるからであり、研究科長のような関心を持つ研究者からすれば異なる評価が下されるだろう。私自身の関心はいったん横に置いたうえで、大学院生の研究テーマと内容の意義を検討する必要がある」というものへと変容する可能性が出てきます。他方、研究科長は「私が大学院生の事例研究に意義がないと思うのは、自身が量的研究に強い関心があるからであり、大学院生やその指導教員のように臨床実践の探究に関心があれば、異なる評価が下されるかもしれない。私自身の関心の偏りを意識化したうえで、大学院生が設定した研究テーマと内容に沿って意義を吟味する必要がある」と思い至る可能性が生まれるのです。

そうした観点から今一度、上記の事例研究の意義をめぐる信念対立をながめてみてください。どうですか。以上の観点が腑に落ちた人には、信念対立という問題そのものがそこから消えてしまっていると、おそらく体感できるはずです。なぜなら、事例研究に「意義がある」「意義がない」という問題に対して「それは関心によって変わる」という観点を置くのですから、意義がある／ないという構図があらかじめ成立する余地ごとなくなるからです。つまり、構造構成学によってもたらされる「あらゆる研究評価は関心相関的である」という理解が、この信念対立を根底から解明してしまったわけです。

4　解明は一人でもできる可能性がある

加えて解明は解決とは異なり、信念対立する人々全員に働きかけなくても遂行できる可能性があります。もちろん、信念対立に陥ったすべての人を解明の対象にできれば理想的です。しかし、信念対立の実情によってはそれはできないこともあります。そうしたケースでも、解明なら遂行できるチャンスがあるのです。

上記の例でいえば、指導教員と研究科長がともに「関心によって研究の意義は変わる」という観点が腑に落ちなくても、どちらか一方さえこの観点を身につければ信念対立が消滅してしまう可能性を開くことができるのです。たとえば、指導教員がこの観点を導入できれば、自身の関心が臨床実践の事例研究にあり、一方で研究科長の研究関心が量的研究にあると踏まえたうえで、大学院生に対する研究指導を行うことができるでしょう。それにより、もしかしたら大学院生は事例研究を行わず、量的研究を行うようになるかもしれませんが、信念対立という問題そのものが消えてしまうチャンスに恵まれるわけです。

もちろんこのケースでは、指導教員と研究科長が構造構成学の観点を受けつけなくても、大学院生が構造構成学の視点を身につけるだけで、信念対立という問題から問題性を抜き取れた可能性も考えられます。たとえば、大学院生が「関心によって研究の意義は変わる」という観点から研究に取り組めば、学位審査にあたる教員たちの関心の所在を踏まえたうえで、自身の研究の展開を検討することができます。それにより、大学院生は「指導教員は事例研究に関心があり、研究科長は実験研究に関心がある。両者の関心を前提にして、私の研究テーマはシングルケース研究法（一事例実験研究）を援用したかたちで進めていこう」という方針を決定しうる可能性に恵まれるでしょう。それにより、同様に事例研究に「意義がある」「意義がない」という問題そのものから封じ込める可能性を獲得することができます。

ところが、解決だったらそうはなりません。解決は発見された問題の結論を出していきますから、どうしても問題の成立が先立つ要件になります。そのため、解決をめがけるには、問題の成立にかかわった関係者全員の協力が必要条件になってしまうのです。解決は問題に対して一定の解答の提出を求めますから、問題を生み出した方々の総意が得られなければ結論が出てこないためです。

以上のことが理解できれば、解決では多くの信念対立が手に負えない問題になってしまう、という意味が理解できるはずです。僕も経験があるのですが、信念対立する人々のなかには、信念対立解明アプローチを仕掛けることすらできないマジでまずい相手もおり、全員の協力が必要な解決という営みが非現実的になってしまうことも少なくありません。

これがしっくりこない人は、上記の例に出てくる大学院生の立場に自身があると想定して考えてみてください。大学院生の立場から、権力差のある研究科長に事例研究の意義を認めさせることができますか。たぶんそれはかなり難しいはずです（というか、たぶん無理）。「講義5」で詳述するように、信念対立化する信念は、その当事者にとって疑義の余地がなくなっているためです。立場の弱い大学院生が研究科長の絶対化された信念を揺るがすのは、ウルトラC級の難度だといえるでしょう。

しかし、そうしたケースでも解明であれば遂行できる可能性があります。解明なら「関心によってあらゆる研究の意義は変わる」という観点から自身の言動をある程度コントロールし、信念対立という問題が問題として起こらない可能性のレンジを拡げることができるためです。信念対立という問題に取り組むにあたっては、現実的な結論を要請する解決のほうが非現実的であり、問題の成立から消滅させる可能性がある解明のほうが現実的だといえるでしょう。

5　信念対立解明アプローチにおける解明の基礎技法の整備に向けて

さて、以上が信念対立解明アプローチにおける解明の議論（解明論と呼びます）になります。もちろん、構造構成学の解明の仕方はこれだけではありません。構造構成学は「関心相関的に多様な姿を現す構造を備えている」という組み立て方になっていますから、それの遂行者の関心によって解明へのアプローチの仕方は異なってくるためです。だから、僕が上記で紹介した構造構成学の解明の意味は、信念対立解明アプローチ仕様に再構成したものにすぎないと理解していただけたらと思います。

しかし、解明という営みのポイントは、上述してきた内容に尽きると考えられます。大事なところなのでもう一度言いますが、解明とは信念対立という問題そのものから破壊すること、信念対立が信念対立として起きてくる余地を消滅させることです。もちろん、解明の結果として解決に至ることもありますが、第一義的に解明がめがけるのは問題そのものの粉砕です。解明がもつポテンシャルは、それが「講義2」で示した多様な領域の信念対立の解消に応用されていることからも、十分理解できるものだと思います。

なお、心理療法の領域では、Sugamura & Warren(7)が解消志向アプローチという技法を開発しています。そこで用いられる「解消」は、問題を消滅させるという点で、信念対立解明アプローチでいう解明とほぼ同型です。しかし、解消志向アプローチの哲学的基盤は構成主義や社会的構築主義であり、信念対立解明アプローチの哲学的基盤である構造構成学とはまったく異なります。また、解消志向アプローチは、信念対立解明アプローチとは違い、心理療法の技法に特化させているという点で、めがける方向性が根本的に異なっています。だけれども、解消志向アプローチは心理療法の技法として注目に価すると思いますから、関心のある方はぜひ文献にあたってください。

さて、僕は信念対立解明アプローチの開発にあたっては、構造構成学を足がかりにしてさらに方法論的な拡張を進めていく必要があると考えています。その内容は、次回の講義以降を見ていただくほかありませんが、いずれにしても信念対立解明アプローチは、構造構成学のさらなる積極的な展開によって作られたものだと理解していただけたらと思います。

というわけで、さっそく次の講義から信念対立解明アプローチの構築に向けて、議論を進めていくことにしましょう。

講義 4

人間とは何か——構造構成的人間論

1　人間論というテーマ

この講義では、信念対立解明アプローチにおける「人間とは何か」というテーマを論じます。信念対立解明アプローチは、信念対立に陥った人々（人間）へ働きかけますから、人間のとらえ方を明確にしておく必要があるためです。

信念対立解明アプローチの人間論には、この方法論の発端のひとつである構造構成的医療論を通して開発された、構造構成的人間論[1]を採用します。その理由は、これまでの[2,3,4,5,6,7,8]構造構成学の研究では、人間諸科学の「科学論」は徹底した議論を展開したのに、他方の「人間論」については僕の知る限り構造構成的人間論以外に定式化されたものはないこと、また後で論じるように、構造構成的人間論が信念対立という文脈において遠大な射程を備えた可能性の理路を展開できること、にあります。

とはいえ、現段階の構造構成的人間論は、基本骨格が示されたのみであり、信念対立解明アプローチの人間論として採用するにはさらなる深化が必要です。したがってここでの議論は、構造構成的人間論をさらに精緻化するかたちで行っていくことにします。

2　従来の人間論――シェーラーの人間類型論を通じて

もちろん、構造構成学以外の先行研究では「人間とは何か」という議論が非常にたくさんあります[9、10、11、12、13、14、15、16、17]。本書全体の関心が「信念対立解明アプローチの開発」ですから、過去の各人間論を詳細に分析するつもりはありません。しかし、信念対立解明アプローチにおける人間論を論じるうえで、まったく無視することもできません。

そこで、ここではまず哲学的人間学の発案者であるシェーラー[18]が提示した人間類型論に基づいて、従来の人間論の典型例の要諦を示します。シェーラーの人間類型論を用いる理由は、これまでの人間論のパターンを網羅的に整理していることから、過去の人間論の要諦を総論的に押さえるには便利だからです（後で近年再評価されているヘーゲル人間論を、構造構成的人間論と対比させるかたちで別途取り上げます）。

さて、シェーラーの人間類型論には、①有神論的人間論、②ホモ・サピエンス人間論、③ホモ・ファーベル人間論、④退廃的人間論、⑤要請的無神論的人間論、があります。

(1)　有神論的人間論

有神論的人間論では、人間とは神の被造物であると考えます。これは宗教的信仰から生まれた理念です。宗教的信仰は不安などのネガティブな感情状態に駆動されます。シェーラーは、このネガティブな感情状態は戦争という社会状況によって生み出され、それが原動力となって宗教的信仰が芳醇し、宗教的存在としての人間観が紡ぎ出されたと指摘します。つまり、有神論的人間論の基本構造は、社会的に構成された不安と神話からなるのです。

（2）ホモ・サピエンス人間論

ホモ・サピエンス人間論では、人間とは理性的動物であると考えます。つまり、理性に人間とその他の動物の境界設定を求めるわけです。この人間観には、①人間には神的な原動力がある、②人間は世界を正しく認識できる、③人間は理性の内容を実現できる能力がある、④人間の神的な原動力には絶対的な恒常性がある、という基本構造があると考えられています。理性的存在としての人間観をはっきり示したのは、プラトンやアリストテレスなどの、ギリシア哲学、大陸合理論、ドイツ観念論であると指摘されています。

（3）ホモ・ファーベル人間観

ホモ・ファーベルとは「工作人」という意味であり、ホモ・サピエンス人間論で示された理性的存在としての人間という考え方を否定します。というのも、ホモ・ファーベル人間論では、人間とその他の動物の境界設定は不可能であり、衝動の発現形態が異なるだけだと考えるからです。つまり、そこにあるのは程度の差だけだというのです。ホモ・ファーベル人間論では衝動的存在としての人間観が提示されており、その基本構造には、①言語の使用、②道具の使用、③思考の発達、があると考えられています。また、こうした人間観には、イギリス経験論、プラグマティズム、進化論、実証主義などが含まれると考えられています。

（4）退廃的人間論

退廃的人間論では、人間とは理性によって病気になった動物であり、生命の基本的価値を遺棄しながら生きていく存在だと考えます。この人間観の基本構造は、①人間とは生命の疾患である、②理性は疾患そのものである、というものです。つまり、人間とは理性を獲得し、それ以外の動物とは異なる歴史を歩んだが、まさにそのことによって自らの生命を否定した、というわけです。その意味で退廃的人間論では、人類の歴史は破滅への物語だと理解されることになります。退廃的存在としての人間観には、レッシング、アルスベルク、ファイヒンガー、サヴィニーなどが含まれると指摘されています。

(5) 要請的無神論的人間論

要請的無神論的人間論では、人間とは自由な自己形成のために高みに昇る存在であると考えます。つまり、この人間観は退廃的人間論を否定するのです。そして、要請的無神論的人間論は、神は人間の自己意識の実現のためには存在すべきでないと考えます。神の存在は人間を被造物として運命を決定づけることから、人間が何かになろうとする自由を奪い、不自由を背負わせることになるためです。つまり、この人間観の基本構造は、可塑的存在としての人間観を担保するために、方法論的に神の存在を退けるのです。こうした人間観をはっきり打ち出したのはニーチェであり、後にケルラーとハルトマンが体系化したとされています。

3　人間とは何か

(1) 従来の人間論と信念対立

さて、シェーラーの議論に沿いながら、かけ足でこれまでの人間論の類型を概観してきました。ここでさしあたり重要なことは、従来の人間論は信念対立の渦中にあるという点です。それは、要請的無神論的人間論と退廃的人間論、有神論的人間論の関係、あるいはホモ・サピエンス人間論とホモ・ファーベル人間論の関係を見てもらえば理解できると思います。このことが示すのは、従来の人間論は、立場が違っても了解されるような人間論の原理の解明が行われておらず、誰もが了解しうるかたちで展開していない、ということです。

そのため、信念対立の克服をめがける信念対立解明アプローチでは、シェーラーの人間類型に直接妥当するような従来の人間論を採用することはできないという話になります。信念対立解明アプローチの人間論が信念対立化するようであれば、それを取り込んだこの方法論も同型の問題に陥るためです。ミイラとりがミイラになる事態は避けなければなりません。

なお近年、ヘーゲルの人間洞察があらためて注目されています[19]。ヘーゲルは自己意識を持った人間の成長を徹底的に洞察しています。先の人間類型論との関係でいえば、ヘーゲルの人間観は人間の理性に着目していることから、ホモ・サピエンス人間論に該当すると考えられています。しかし、近年の研究動向を見ると[20、21、22、23]、ヘーゲルの人間洞察はそれに収まらない可能性もはらんでいる、と僕は考えています。なので、以下の信念対立解明アプローチの人間論の議論を終えたら、あらためて近年再評価されているヘーゲルの人間洞察との比較検討を端的に行いたいと思います。

(2) 信念対立解明アプローチの人間論の条件

さて、僕は以前、人間論の信念対立という問題意識を踏まえて、それを解明できる人間論の骨格を明示しました[24]。この人間論は構造構成的人間論と呼ばれ、信念対立解明アプローチの発端のひとつである構造構成的医療論を展開させるかたちで、基本骨格を示しました。本講義の冒頭で述べたように、以下では構造構成的人間論をさらに深化させていきます。

では、どのような方向性で深化させていけばいいのでしょうか。本書の目的は、臨床現場の信念対立解明の方法論を構築することです。つまりここで求められる人間論は、それ自体によって信念対立が起こらない可能性が担保されること、が重要になります。人間論で信念対立が起これば本書の目的を達成できなくなるためです。また、臨床現場の信念対立を解くという信念対立解明アプローチのモチーフを踏まえれば、構造構成的人間論は人間とそれ以外を区別できる可能性の理路が担保されていること、という関心から考えるのが、最も妥当なはずです。信念対立解明アプローチは、人々の信念対立を解き明かすことに関心があるためです。以下では、そういう観点から深化させていきましょう。

(3) 構造構成的人間論

では、構造構成的人間論の中心テーゼはどのような内容なのでしょうか。結論からいえば、それは、「すべての人間論は志向相関的に構成された構造である」というものになります。これは、前回の講義で解説した構造構成学の中核原理から導かれたものです。すなわち、どのような人間論であっても、それは論じる者の志向性に応じて構造化されたものだと考えるわけです。

たとえば、「宗教とは無関係でいられない人間とはどういう存在なのか」という関心（志向性）からすれば、人間は本来的に神によって創造されたと考える有神論的人間論が、妥当な人間観として成立するでしょう。そう考えることによって、宗教と密接にコミットしようとする人間を理解できるからです。あるいは「自然な生命としての人間とは何か」に関心（志向性）があれば、理性によって自然をコントロールしようとする人間は堕落しているという、退廃的人間論が成立しうるでしょう。この問いの立て方（志向性）のもとでは、自然の摂理に従う人間を賛美する論じ方のほうが、うまくフィットするためです。逆に「自然にあらがって自立する人間とは何か」という関心（志向性）を持てば、自然（神）を否定し自由意志を実質化する、要請的無神論的人間論のような考え方が構成されるはずです。

つまり構造構成的人間論では、およそあらゆる人間論を志向相関的に構成された構造としてとらえることで、原則等価に基礎づけることができるわけです。もちろん、その射程は過去から現在だけでなく、未来の人間論までも収めています。なぜなら、いつの時代に構成される人間論（構造）であっても、志向相関的に成立するという点は原理的に考える限りにおいて、おそらくハズレなしだからです。また構造構成的人間論では、各人間論は構造なのでいずれも絶対に正しいわけではないものの、特定の志向性のもとでその原理性（妥当性）を問うことができます（「講義2」参照）。これは、特定の人間論に従って自説を展開したり、特定の人間論に立って相反する人間論を検討するのとは、まったく異なる階型の営みになります。なぜなら、そのやり方では、構造構成的人間論のように各人間論そのものの妥当性は問えないためです。

では、構造構成的人間論の原理性はどうなのでしょうか。僕の考えは、「すべての人間論は志向相関的に構成された構造である」というテーゼは、あらゆる人間論を語るうえでこれ以上疑うことができない底板にあたる、というものです。よく考えてみてください。どのような人間論であれ、「人間って何？」という関心（志向性）抜きに起こりますか。また、構造化（記号化・言語化）を行うことなしに人間論は明示できますか。どんなにネガティブに考えても、そんなことはあり得ないはずです。だから、誰かが人間について語ることそれ自体によって、構造構成的人間論の妥当性が担保されると考えられるのです。

（4）構造構成的人間論における人間とは

では、人間について語ることそれ自体が構造構成的人間論の理路の成立を担保するというならば、構造構成的人間論は人間を論じるという営みそのものを基礎づけた理路だ、という話にどうしてもなります。だとするならば、その営みはいったい誰が行っているのか、という疑問が生まれてくるでしょう。「営み」は「営む」の連用形でもともと動詞ですから、それに対応する主語を求めるのは、私たちがそういう規約のうちにある言葉（構造）を操っている以上、論理的には必然だからです。

では、いったい誰が人間を論じているのでしょうか。答えは私たち「人間」です。私や他者を含む人間が、「人間とは何か」という問いのもとで人間について語った内容、それが人間論なのです。ここで、「人間論は人間が人間について論じた内容だ」というのは、情報量が増えていないため何も説明していない（トートロジー）、と思ったとしたら、西條[25]が鋭く指摘した「概念実体化起源の難問」という擬似問題に突き当たっています。概念実体化起源の難問とは、概念を不変で普遍の根源的実在としてとらえることによって、矛盾やパラドックスが生じる様子を言い当てたものです。あらゆる哲学的難問は、概念の実体化によって生じると考えられています。

たとえば、ここに長さ10㎝の直線があるとしましょう[26]。この直線は長さにおいて有限です。でも、この直線は無限に等分割していくことができます。つまり、長さ10㎝の直線は、有限であると同時に無限でもあるのです。概念を実体化している限りにおいて、有限／無限という構図は難問化します。なぜなら、この構図が成り立つのならば、小物入れにあらゆるものが入ることになりますが、実体として扱う限りにおいてそれは不可能だからです。

しかし、本来的にこれは擬似問題だ、と概念実体化起源の難問は教えるのです。なぜなら、概念の本質は、ある特定の観点からある対象の一側面を表したものにすぎないにもかかわらず、この問題はそのことが忘れ去られていることで起こるからです。たとえば、長さ10㎝の直線は、「寸法」という関心からとらえれば有限です。直線は二点間の距離であり、両端の二点を超えて続かないからです。ですが、同じ直線を「分割」という関心から見れば無限になります。小分けにすることは、任意の点をとればいくらでもできるためです。そう考えることができれば、有限∧無限という構図は難問でもなんでもないわけです。

ところが、このような概念（構造）の志向相関性な側面は、どうしても見落とされます。「講義２」で詳述したように志向相関性は徹底した原理ですから、普段は意識の遡上にのぼらないためです。それによってもたらされる擬似問題、それが概念実体化起源の難問です。

そして、先述の人間の問題もこれと同じことがいえます。つまり、人間という概念を実体的にとらえてモノのようにして扱ったら、確かに人間が人間について論じるという主張はトートロジー化します。ですが、「人間論を語るのは誰か」という観点から、「人間」という確信が成立した何らかの生き物が自身について語る事態を、さしあたり「人間が人間について論じる」と言い当てただけだ、と志向相関的に考えることができれば、同じ概念でも論理階型がまったく異なることが理解できるはずです。だから、ここで示した解答はトートロジーでも何でもないのです。

では、そもそも私たちが自身を人間であるといえる根拠は何でしょうか。僕の考えをいえば「相互承認可能性」がその根拠になるはずです。つまり、私たちが動物でも植物でもなく、人間だという確信が成立してしまう条件は、ほとんどの人にとっては最初からお互いに人間として認めあい、尊重しあってきたという経験に求められるのです。その経験が最初から欠けてしまえば、私は人間だという確信が成立することはとても難しくなるか、あるいはそう確信しないはずです。また、途中で人間として相互承認しあえる可能性から外れた場合（たとえばイジメ）、ほとんどの方はおそらく人間としての尊厳を傷つけられてしまい、絶えがたい苦痛を味わうことになるでしょう。いずれにしても、私たちが人間として確信するには、自分たち自身を人間として相互承認しあってきたという点を抜きにすることはできないはずなのです。

するとと、もしかしたら、遺伝子の共通性を人間の根拠に挙げる方がいるかもしれません。あるいは、分類学を根拠に、自身が人間である理由を示す方がいるかもしれません。しかし、そうしたことが根拠になるためには、あらかじめ人間とは何たるかについて確信できている必要があります。そうでなければ、異なる遺伝子を調べて人間かどうかを探ったり、人間とそれ以外に分類することはできないためです。そしてこれは、人間を対象にしたあらゆる学問や実践に当てはまることです。

そう考えると、人間という確信の根拠に相互承認可能性があるという論じ方は、そうしたことに先行して成立する可能性を担保しているということができます。上述したように、ほとんどの人は、生まれたときから人間という確信の相互承認可能性の網の中に放りこまれているためです。したがって、「私たちは人間だ」という確信そのものは、「私たちって何？」という観点からとりかわされる社会文化的な言動の同型性のうちで、お互いがそう承認しあってきたというのが根拠である、と考えられるのです。

そういうと、自分たちを「人間」と表現するのは日本人だけだから、上記の理屈は日本限定じゃないかと思う方がいるかもしれません。確かに、言葉の使い方に関していえば、日本語では「人間」と表現しても、英語ではhuman、韓国語では인간、クレオール語ではImèn、タガログ語ではTaoというように、地域によって異なります。ですが、そうした表記や発音の違いはあるし、それによって指し示された対象も皆ちょっとずつ異なるけれども、どの地域でもおおよそ齟齬《そご》が生じない範囲でお互いに人間（human、인간、Imèn、Taoなど）として言葉や行動を通して承認しあってきたことが、人間が人間である確信と理由を支えていると考えられるのです。

そのため、現代から見れば人間として相互承認される対象でも、時代が変われば人間として扱われなかったという事態が生じることになります。たとえば、江戸時代元禄期に徳川綱吉が発令した生類憐れみの令には、現代でいう人間の乳幼児や妊婦も含まれています。生類憐れみの令は動物保護の法令ですから、現代の水準からすれば、見方を変えれば乳幼児や妊婦は人間としてまっとうに承認されていなかったと考えることもできるでしょう。

またさらに考えればわかるように、私たち人間は、人間論について構造化するだけではありません。私たちはそのほかにも、政治経済、医療保健福祉、国際関係、人間関係、工学、数学、感情、子育てなど、およそ志向性が向けられる限りにおいて、ありとあらゆるトピックについて構造化（言語化、行動化）することができます。つまり、志向相関的な現象の構造化は静的ではなく、それそのものから動的にその都度構成されており、人間論だけにめがけられているわけではないのです。

構造構成学では、志向相関性の動的構成という側面を、契機相関性[27]という原理によって基礎づけています。契機相関性は構造は諸契機に相関的に生成変化する、という考え方で、新進気鋭の構造構成学者である桐田敬介によって開発された原理です。ここでいう諸契機にはまず、志向性と信念（意味・価値・存在）の相互影響という意味があります。つまり、志向相関性は、特定の関心や欲望のもとで信念が規定される事態を言い当てていますが、そのこと自体によって志向性と信念の内実が変容しうるというわけです。

たとえば、空腹という志向性（欲望）のときは、食事するという行為に価値があると受け取られるでしょう。しかし、食事によって満腹になれば、空腹という志向性は睡眠という志向性に変化するかもしれませんし、それと同時に、食事するという行為の価値も減じていくはずです。契機相関性では、志向相関的な現象の構造化はそれそのものが諸契機となって相関的に生成変化する、と考えるわけです。

加えて、諸契機には物理的・社会的・経済的などといった現実的制約（状況）や、広くはあらかじめ予測したり、コントロールすることが不可能な偶然や運、タイミング、雰囲気などの、あらゆる生成変化にかかわる要因が含まれる、と僕は考えています。というのも、この原理を開発した桐田が「『諸契機（存在・意味・価値・志向）』と相関的に、諸契機を含み変転する現場の『構造』もまた生成・変化されていく[27]」と論じたように、臨床現場の要素のひとつである現実的制約や偶然や運なども また諸契機のコロラリーであると考えていたと理解することができるためです。

たとえば、ある医療者がうつ病患者に職場復帰を促すという志向性を持っていても、患者を雇っている職場がそれをなかなか認めないという状況であれば、それがきっかけになって、まずは在宅復帰から取り組もうという志向性へと生成変化するかもしれません。このように、状況（現実的制約）との出会いが、医療者の志向相関的な存在・意味・価値の生成変化に作用した点において、これもまた諸契機であるということができます。

もちろん、現実的制約、偶然、運、タイミング、雰囲気などといった事柄は、志向相関的に構成された構造であり、それとは完全に独立して成立するわけではありません。たとえば、医療者同士で意見を戦わせるカンファレンスの雰囲気の成立は、関心によって異なることがあります。そのカンファレンスの雰囲気を感じが悪いと受けとるほうは円満なチーム医療に関心があるでしょうし、逆に、感じが良いと受けとるほうは自己主張しあえるチーム医療に関心があるのかもしれません。

あるいは現実的制約もそうです。看護師の夜勤が多い病院にいても、やりがいがあると感じる人もいれば、マンパワー不足（現実的制約）の困った職場だと感じる人もいます。前者の人は忙しい現場でこそ自己研鑽を積めるという観点（志向性）があるかもしれませんが、後者の人は医療費抑制が十分なマンパワーの確保を阻む現実的制約となって、現場の看護師にしわ寄せがきているという感度（志向性）をもっているのかもしれません。現実的制約、偶然、運、タイミング、雰囲気などといった事柄は、よくよく考えれば志向相関的な構造構成の産物なのであり、そこから切り離された外部実在として定位するわけではないのです。

では、契機相関性は信念対立解明アプローチの認識装置に求められる原理性（立場を超えて納得できる理路）を備えているのでしょうか。先に述べたように契機相関性とは、構造は諸契機に相関的に生成変化する、という原理です。諸契機には構造も含まれますので、構造（志向・存在・価値・意味）同士が互いに連関しあって生成変化する理路を基礎づけたものだということができます。そして、この原理はおおよそ、志向相関的な現象の構造化そのものが生成変化する事態を、相当原理的に言い当てることができている、と僕には思えます。

よく考えてみてください。たとえば、どれほどクライエント中心の実践に関心があっても、うまくいかない事態に遭遇したら、それとは異なる実践へと関心が移りますよね。また、患者の人生を支え続けることに価値を見いだしていても、そのことを患者から拒否される事態に出くわしたら、それとは異なる価値観へと移ろうことだってありうるはずです。もしかしたら、「何となく変わることもある」と思う方もいるかもしれませんが、それもまた「何となく」という感度が契機になって変化していると言い当てることもできるでしょう。以上の議論を踏まえれば、志向相関的な現象の構造化は、さまざまな諸契機との相互影響によって生成変化する、という契機相関性が強靭な原理であるということが納得できるのではないでしょうか。

さてここまでの議論を多少なりとも了解できた読者は、契機相関性の原理が、人間が日々変わっていく事態を、とてもうまく言い当てており、人間を論じるうえで避けられない理路だ、ということが理解できたのではないかと思います。私たち人間は、志向相関的に構造構成し、その都度到来する諸契機に応じて生成変化していきます。それにより、私たち人間は人間論以外にも、おおよそ志向性が向けうる限りにおいてあらゆる事態を構造構成していくことができるのです。契機相関性の原理はこの事態の基礎づけにとても役立つのです。

また、人間とは契機相関的に生成変化しながら志向相関的に構造化しているのだという理解は、どれほど激烈な信念対立に陥った人間でも何らかのきっかけで変わる可能性がある、と教えてくれます。後述するように、信念対立は疑義の余地を失った信念が矛盾を感じたときに起こる問題であるため、その内実によっては、手に負えないと思ってしまうことも少なくありません。ですが、信念とそれの構成に作用する志向相関性は、諸契機の影響によって生成変化するわけですから、原理的に考えれば抜け出せない信念対立はないのです。信念対立解明アプローチはその可能性にかけた技法です。

さて、先ほど僕は、構造化は志向性を向けることが可能な限りにおいて、あらゆるテーマに及ぶと言いました。契機相関性を踏まえていえば、私たちがさまざまなトピックを構造化できるのは、諸契機に応じて志向相関性がその都度構成されたからだ、ということになります。こうした議論から、構造構成的人間論において、「人間とは、相互承認可能性によって担保された契機－志向相関的に現象の構造化を行う主体である」と定式化することができます。

すると、相互承認しあえない死体、あるいは相互承認可能性がはっきり確認しがたい遷延性意識障害患者や脳死者であっても、人間として理解しているではないか、相互承認可能性が人間と見なしうる可能性を担保するというならば、彼らは人間ではないのかという疑問が生じると思います。なぜなら、遷延性意識障害患者や脳死者では、相互承認のプロセスが一方的になりうるためです。この疑問はある意味でもっともなものです。たとえば、肉片の一部を見ても、それがかつて人間だったと告げられるまでは、人間（だったもの）として認識することはできないはずです。上記の疑問は、構造構成的人間論がこういった極論にも耐えうる理路かどうかを問うているのです。

上記の疑問に対する僕の答えは、かつては同じように相互承認しあっていたであろうという確信が到来する程度に、志向性の同型性が担保されているかどうかによって変わる、というものになります。その意味において、損傷が激しくない死体、あるいは延性意識障害患者や脳死者は、観察によってある程度の志向性（たとえば身体）の同型性を認識できるはずですから、人間だという確信が到来することになるでしょう。また、たとえば同じ肉片でも、それが切断された頭部であれば、志向性の同型性をとらえられるはずですから、人間だという理解がやってくるでしょう。逆に、それがミキサーなどによってミンチにされた肉片のごく一部であれば、それがかつて人間であったと告げられるまでは、もはや人間だという確信が到来することはないはずです。

以上から、「人間とは、相互承認可能性によって担保された契機‐志向相関的に現象の構造化を行う主体である」という構造構成的人間論の定式化は、およそ成立しうる人間という構造をもれなく基礎づけうる可能性の原理だ、ということができるはずです。逆にいえば、この条件を満たす対象に出会ったとき、私たちは「人間でない可能性」を疑う動機を持てないと考えられるわけです。

そしてこの人間観は、それによって信念対立が発生する事態を回避し、人間とそれ以外の区別もつけられるわけですから、信念対立解明アプローチの人間論として位置づけることができる、と僕は考えています。本書で提案する信念対立解明アプローチの諸技法は、この人間観に基づいて考案されていますから、よくわからなかった方は再読をお願いします。

なお、人間原理の正確な定式はちょっと長いので、これ以降の講義では、人間とは、「契機‐志向相関的に構造を構成する主体」とか、「契機‐志向相関的に現象の構造化を行う主体」、あるいは単に「人間」、「人々」

などのような諸概念を用いて略して表します。

4　ヘーゲル人間論と構造構成的人間論の異同

さて、それではここからは、構造構成的人間論とヘーゲルの人間論との異同について論じ、前者の特徴を明らかにしておきます。なお、ヘーゲル人間論と一言でいっても、これまで膨大な研究が積み重ねられています。本書は信念対立解明アプローチの体系化をモチーフにしているため、膨大な先行研究を網羅することはできません。そこでこの講義では膨大なヘーゲル研究のなかから、近年、ヘーゲルの人間洞察の意義を積極的に評価している、竹田、西、苫野の議論を紹介したいと思います[28,29,30,31]。以下では、彼らの議論に基づいてヘーゲル人間論の理路を簡潔に確認し、構造構成的人間論との異同を論じたいと思います。

(1) 竹田、西、苫野に基づくヘーゲル人間論のエッセンス

ヘーゲル人間論は人間社会の根本理念を取り出すために、人間が「自由」の実質化に至るプロセスを描き出していきます。その方法として、人間の成長物語の検討が採用されています。大切なことは、この成長物語が素朴なおとぎ話ではなく、極めて精度の高い本質と原理に到達しているという点です。

ヘーゲルはまず、「自由」こそが生命運動の本質であると考えます。そのため、動物も人間も自由を実質化するために、自己の維持、拡大に取り組むことになります。その点に限っていえば、動物と人間に違いはありません。しかし、動物と人間には決定的な差があります。それが「自己意識」です。ここでいう自己意識とは、自分について考え、自分の価値を裏づけたいと思う欲望です。たとえば「有能な医療者と思われたい」「患者に嫌われたくない」という関心が自己意識にあたります。つまり、ヘーゲルにおいて人間とは、まず自

己意識の自由をめがけるような存在だ、と考えられているのです。この自己意識の自由は、「ストア主義」「スケプシス主義」「不幸の意識」の三つに整理されています。

ストア主義とは、他の人間に認められても認められなくても、私は自身の価値を認めているという状態です。たとえば、患者から「態度の悪い医療者だ」と言われても、「そんなことない。私はちゃんとやっている」と思っているようであれば、ストア主義の人間だという話になります。

スケプシス主義は別名、懐疑主義です。つまり、スケプシス主義の人間は他人を否定することによって、自分の価値を承認しようとします。たとえば、先の例でいえば、医療者に苦情を言う患者に対して「あの患者はクレーマーだ。どうせいろんな人から嫌われている」と考えることで、自分の価値を維持、拡大しようとします。

不幸の意識は、自分と優れた理念や理論を一体化させ、自分の優位性を確保しようとする態度です。たとえば、すでに名声を得ている人物や、定評のある理論や方法論に依存することで、同時に自分の権威を高めていこうと思っているようであれば、不幸の意識にとりつかれた人間だということになります。不幸の意識が不幸である理由は、理想と現実にギャップがあるため、どうしても前者が後者に敗れるためです。

もちろん、不幸の意識に限らず自己意識の自由は、成長に伴って挫折していきます。ストア主義であれば、いつでもどこでも自己満足によって自己価値を認めることはできないですし、スケプシス主義であれば、他者否定で自己価値を高めようとしていたら、誰にも相手にされなくなるためです。しかしこの挫折は、悪いことばかりではありません。自己意識の自由の挫折は、自己完結では自由の実質化はできず、他者関係（他者承認ではない点に注意）によってのみ達成できる、という気づきをもたらすためです。つまり、この挫折は次なるステージである「理性」への布石なのです。

理性は他者関係を通じて自己価値を維持、拡大し、自由を実質化しようとする状態です。つまり理性は、自己意識の自由のように、自己完結で自己価値を高めるのではなく、社会関係のなかで自己価値を得ることによって、自由を感じようとする段階なのです。この理性は、「快楽と必然性」「心胸の法則」「徳の騎士」の三つに整理されています。

「快楽と必然性」は、自分にとって心地良い状態を追求したところ、他者とのつながりなどの体験が生じる状態です。具体例として恋愛があります。たとえば、他者に自分個人の快楽（たとえば sex）の充足を求めていたのに、子どもができたり心の絆が生まれるなどによって、他者との共存を意識せざるを得なくなるならば、快楽と必然性の態度にあるといえます。快楽と必然性は、個人の快楽の追求が人間関係のなかで起こった義務や役割を背負わされて挫折し、次の形態の理性である「心胸の法則」が登場します。

心胸の法則は、自分にとって意味のあることは他人にとっても意味あることだ、という素朴な状態を意味しています。たとえば「自分がされて嫌なことは他人にもしてはいけない」という考え方は、心胸の法則にあたります。このように心胸の法則では、自分の中の規範は他者にも通じると素朴に考えることで、自由を得ようとするのです。

しかし、やはり心胸の法則も挫折します。たとえば「私は信念対立のない医療にしたい。それは他の人たちも賛同してくれるに違いない」と考えて実現しようとしても、他人がすぐさま協力してくれることはまずありません。多くの場合、反対者に遭遇することになるでしょう。このとき、心胸の法則にある人は、自分にとって意味のあることは必ずしも他人に通じるわけではない、という気づきとともに挫折するのです。

すると、次に「徳の騎士」が現れます。この態度にある人は、自分の心胸の法則が挫折したのは世間にエゴイズムがあったからだ、と考えます。つまり、世間の人々が自分の利益を中心に考えて他人の利益を考慮しないから、理想を実現できないのだというわけです。そのため徳の騎士は、世間のエゴイズムの撤廃に向けて戦っていけば、自分にとって意味のあることを世間も信じるようになる、と考えるのです。たとえば「障害とは個人の健康問題ではなく社会問題だ」と主張する一部の障害者運動は、徳の騎士にあたるといえるでしょう。戦いによって世間が徳の騎士の理想を受け入れれば、それにより徳の騎士の態度にある人は自由を感受できるようになるというわけです。

ところが、この徳の騎士も挫折します。なぜなら、世間の人々はそれぞれ異なることに意味を見いだしているためです。徳の騎士がいくら自らの信念を世間一般に拡張しようとしても、それが世間の人々に完全に受け入れられることはないのです。

ヘーゲルは、上記のような人間の自由にめがけた成長物語を描ききった後、最後の「良心」という状態を論じていきます。良心とは、自由は自己完結でも他者関係でも維持、拡大できず、他者承認を通じてはじめてそれが可能になるのだ、と気づいた状態を意味しています。たとえば「チーム医療の質を高めたい」と思ったときに、それを自分だけで満足して終えたり、他人に押しつけたりするのではなく、他者の関心を理解しつつ、自分の関心も認めてもらおうとするような場合、良心の態度であるということができます。つまり良心は、立場の違いを認めあいつつ、少しでも互いの自由を尊重しあおうとする状態だということができるでしょう。

(2) ヘーゲル人間論との対比から見える構造構成的人間論の特徴

以上、ヘーゲル人間論を駆け足で確認してきました。上記でも述べたように、ヘーゲル人間論は近年になって高く再評価されており、実際、人間論としてはひとつの頂点を形成している、と僕も思います。では、構造構成的人間論は、この人間論に比較してどのような特徴があるのでしょうか。

結論からいえば、ヘーゲル人間論は人間構造の内実を原理的に取り出しているのに対して、構造構成的人間論は人間構造の形式を原理的に言い当てている、という違いがあると僕は考えています。たとえば、ヘーゲルは、人間の本質は自由であり、それはお互いに自由な存在であると承認しあうことで実質化されると論じました。そして、自由の実質化に至るまでに、自己意識の自由（ストア主義、スケプシス主義、不幸の意識）、理性（快楽と必然性、心胸の法則、徳の騎士）、良心という成長プロセスがあると考えました。

それに対して構造構成的人間論では、人間の本質は契機－志向相関的に現象を構造化することだ、と考えています。この考え方に、ヘーゲル人間論のような内容物（自己意識の自由や理性、良心）はありません。構造構成的人間論にあるのは、人間という確信が成立する条件のみです。また、構造構成的人間論は、原理的に考える限りにおいて、疑いの余地が入りにくい理路の組み合わせによって構成されています。つまり構造構成的人間論は、人間について考えるならばここから考察していくほかない、という思考の始発点を意味しているのです。

この違いは決定的です。なぜなら僕の考えでは、ヘーゲル人間論が展開した人間構造の「内容原理」は、構造構成的人間論という人間構造の「形式原理」によって言い当てられる、という議論になるためです。たとえば、構造構成的人間論から見れば、自己意識の自由から理性、そして良心への成長物語は、契機－志向相関的な構造化の変遷として基礎づけることができます。ヘーゲルの議論は、挫折がきっかけになって、そのたびに人間関係の結び直しが行われ、良心へと至ることになります。構造構成的人間論でいえば、挫折はかかわっている現象から到来する諸契機によって生成されたものであり、関係への向きあい方（自己完結で自由を感じたい、他者関係で自由を実質化したい、相互承認によって自由を得られるようになりたい）の成長プロセスは、志向相関的な（再）構造化の内実の変容だと理解することができます。つまり、ヘーゲル人間論は構造構成的人間論の具体的内容にあたる、ということができるのです。

さらにいえば、構造構成的人間論は、ヘーゲル人間論で描かれなかった人間像も基礎づけることができます。ヘーゲル人間論は、近代社会のなかでヘーゲルが感受した人間的自由を実質化しうる可能性の条件は何か、という問いの立て方（志向性）に基づいた論じ方になっています。しかし、先にシェーラーの人間類型論を概観したことからもわかるように、問いの立て方が変われば人間論の内容も変わる可能性があります。原理的に問いの立て方は無限にあり得ますから、そこから導かれる人間の具体的内容も無限に想定しうる可能性がどうしても伴います。僕の考えでは、ヘーゲル人間論は人間の内容原理であるため、この可能性の引力圏から逃れられないはずです。

それに対して構造構成的人間論は、ヘーゲル人間論とは異なって、いまだ見たことのない未知なる人間論にも妥当する理路になっているのです。というのも、構造構成的人間論は契機、志向性、現象、構造の具体的内容についてはあらかじめ言及しておらず、しかも立場がまったく違っても了解できる可能性の理路からできていますので、どのような問いの立て方も代入できるようになっているためです。その意味で、構造構成的人間論は時空を超えた理路になっているということができるでしょう。

だからといって、構造構成的人間論がヘーゲル人間論よりも優れているというわけではありません。そもそものモチーフがまったく異なるためです。構造構成的人間論は、さまざまな人間論との間で信念対立化せず、なおかつ信念対立解明アプローチの対象になる人間のとらえ方を定める、というモチーフのもとで組まれた理路です。だから、人間的自由の可能性の条件というモチーフのもとでは、構造構成的人間論は内容がないという点で不完全に映るでしょう。すべての人間論は志向相関的なのです。

5　「講義5」に向けて

さて、かなり難しい議論が続いたと感じた方もおられるかもしれません。しかし、この「講義4」は、信念対立解明アプローチによって働きかける人々のとらえ方を定めるものであり、これからの講義でも重要なポジションを占めることになります。上述したように、信念対立解明アプローチは、信念対立に陥った人々（自分自身を含む）への働きかけを行いますから、人間理解の仕方によって技法の内実が規定される側面があるためです。

次回の講義では、構造構成的人間論という人間原理を踏まえたうえで、信念対立解明アプローチのストラテジーを決めるために、信念対立解明の諸条件を検討していきましょう。

講義 5

信念対立解明の諸条件——解明条件論

1　信念とは何か

「講義3」で論じたように、信念対立解明アプローチは、信念対立そのものの破壊が一番の主眼です。では、そもそも人々を信念対立へと導く信念とは何でしょうか。

僕の解明師としての経験では、信念という言葉に初めて接した人は、「信仰」をイメージしてしまうことが少なくありませんでした。つまり、何らかの対象があって、それに帰依しているような印象です。確かに、信仰は信念対立を生み出しますし、それによって繰り返される宗教戦争の悲惨さは無視できません。しかし、信念対立解明アプローチでいう信念は、信仰よりもさらに広い射程を持ちます。「講義2」と「講義4」を受けた皆さんはすでに理解していると思いますが、ここでいう信念とは「構造」のバリエーションです。人間において構造は契機 - 志向相関的に構成されますから、すべての信念は何らかの存在・意味・価値に関することだといえます。信仰は神仏などの対象に超越した価値を見いだすことでしょうから、したがってこれも信念の一種だという話になるのです。

また、人間とは契機 - 志向相関的に構造構成する主体ですから、信念は人間であれば誰もがその都度受け取っていることになります。「そんなバカな」と思う方は、いったん本書から視線をそらして、周囲をながめてみてください。どうですか、いろんな事物の存在が、否応なく確認できるでしょう。それがすなわち、ここでいう信念の一種です。

すると「それは信念ではなく、現実そのものではないか」と思う方がいるはずです。そのとおりです。「講義2」で論じたように構造は体験内容です。だから、信念がとり憑く人間にとって、それはまさにリアルな現実として体験されるのです。たとえば、皆さんが患者に嫌悪感を抱いたとしましょう。その不快感情は、ここでいう信念にあたります。おそらく、皆さんにとって不快感情は虚構などではなく、実際に起こっている事実として経験されていると思います。信念は何らかの存在・意味・価値に関する経験であり、それは人間にとって生々しい現実でもあるのです。

一般に、現実は生きるための基盤です。たとえば、大切にしたい人がいる、大切にしてくれる人がいるという現実が体感されなければ、生きようという動機すら持てないかもしれません。また、どこかに自分を必要とし、必要としてくれる他者がいるという感覚を、虚偽としてではなく現に起こっている事実として受け取れなければ、社会の一員として生活できなくなるでしょう。もっといえば、自分が今生きている状態が現実のこととして経験できなければ、すでに死んでいるのと変わらない気持ちになるはずです。そうした点において、信念＝現実とは人間の「生」の最も基礎的地盤であると同時に、「実践」の最も基本的基盤でもあるのです。

2　どのような信念が信念対立化するのか

「講義2」で述べたように、信念対立とは「それぞれが自分の信念を自覚することなく絶対視することにより起こる根源的な対立」[1]のことです。つまり、疑義の余地のない信念が矛盾したときに起こる人間同士の争いが、信念対立だということです。

たとえばここに、医療はサービス業だと信じて疑わない患者がいるとしましょう。そうした信念を持つ患者は、最低限必要な治療で不自由や苦痛を味わう可能性をなかなか容認できません。なので、このような患者の一部は、医療でつらい治療を体験したり、自分の思いどおりにならないことがあると、クレームをつけがちです。しかしこのクレームは、医療をサービス業と考えない医療者にとって、ただのイチャモンです（あるいはそう受け取られる可能性があります）。そう思った医療者は、自分たちの正当性を守ろうという力学のうちに投下されますから、自身の信念への絶対視が生じてきます。互いに疑義の余地なき信念に支配されていれば、患者 vs 医療者という信念対立の構図が、おそらく思われている以上にあっさり出来上がります。

逆にいえば、疑義の余地のある信念は、信念対立化しにくいという話になります。信念に疑いの可能性があれば、矛盾する信念に出会ったときに「あれ？　どうしてだろう?」と再考するチャンスに恵まれるためです（「講義9・10」参照）。だから、疑いの動機にさらされた信念は矛盾に直面しても、信念対立に陥る危機を回避しやすくなるのです。

ところで、先に述べたように信念は構造の一種ですから、「疑義の余地なき信念」というのは本来的に錯覚です。「講義2」で論じたように、ごく一部の鍛え抜かれた原理を除くほとんどの構造には、誤りの可能性があるためです。特に信念対立を引き起こすような信念は、立場が違うと「間違っている」と思われるわけですから、原理からはほど遠いところにある、疑義の余地がふんだんに盛り込まれた構造である可能性に満ちあふれています。

でも、契機‐志向相関的に現象を構造化しているという理解は、普通自覚されることはありませんから、どうしても、信念＝現実は、諸契機－志向性の状態に関係なく中立的に自然なかたちで成り立つものだ、という確信が先行してしまいます。そうすると信念には、自分たちではまったく操作できない唯一の現実であるという確信が、知らず知らずのうちにとり憑くことになります。つまり、信念とは何らかの諸契機－志向性に応じて構成された構造であるという原理的な観点が、百八十度ひっくり返る事態が起こるわけです。

3　疑義の余地なき信念が成立する条件（契機）

では、そもそも疑義の余地がないという確信がとり憑く契機＝条件は、何でしょうか。

まず、他者からの承認は、信念から疑いの可能性が抜き取られる機会を提供すると考えられています[2]。たとえば、あなたが重度骨粗しょう症で骨折しやすい状態にあった患者のトイレ介助を（適切に）行ったところ、手首に痛みが走ったという訴えがあり、後で骨折していたことが判明したとします。すると、あなたには「医学的に考えればいつでも骨折する状態だったし、介助で手首に過度な負荷をかけたわけでもないから、私の介助は間違っていなかった」という信念が到来しました。ところが、患者は「あなたのせいで骨折したのだからもう介助を受けたくない」と言い、なおかつ病院全体に対しても不信感を持つようになりました。おそらく、この時点であなたには「私が間違っているのかも」という気持ちが生じ、先の信念が揺らいで不安になり、ストレスを感じるはずです。

しかし、仮に主治医から「私も近くで見ていたけれども、介助方法が問題だったわけではなく、病的な骨折だったとしか言いようがない。患者には私から十分説明し、理解してもらうから安心してください」と言われたり、他のスタッフたちから「私が介助にあたっていても骨折したに違いない。だから、あなたは悪くない」と言われたらどうでしょうか。おそらくは「やっぱり、患者の骨折は医学的にいつでも起こりうるもので、私は間違っていないんだ」という確信が強化されるはずです。つまり、信念は他者からの承認によって疑いの余地が失われていくのです。

また、成功体験も信念の絶対化に寄与すると考えられています。(3) 具体例として、患者の身体拘束を考えてみてください。身体拘束によってベッドからの転落を防いだり、点滴の引き抜き行為を予防できた経験のある医療者はおそらく、それによる安全確保や治療遂行の意義を確信してしまうはずです。そして、この成功体験が繰り返されることによって、「身体拘束してもよい」などの信念がどんどん強化されていくことになります。

この成功体験には、明確にうまくいった経験だけでなく、過去から現在までずっと行い続けることができた習慣経験も含まれる、と僕は考えています。たとえば、ある医療者が指示に従わない患者に対して、過去から首尾一貫して医学上必要と判断される治療を受けるよう説明してきたとしましょう。このような実践上の習慣が続くためには、それが暗黙のうちにうまくいっていると感じられる必要があります。もし失敗していれば、過去から現在に至るまで同じやり方を行うことに対して疑問を持ってしまい、違うやり方を採用してしまうためです。だから、成功体験は「いつもどおりできた」という日々の習慣体験も含まれると考えられるのです（僕の考えでは、習慣体験は成功体験の一種ですが、異なるイメージがあると思われるため、以下では分けて記載します）。

つまり、他者承認、成功体験、習慣体験といった諸契機が、信念の盲目的な絶対化の成立に、知らず知らずのうちに貢献すると考えられるわけです。こうした経験と無関係な人間はいませんから、疑義の余地なき信念は、人間であれば大なり小なり誰にでも成立しているということになります。「講義1」で述べたように、信念対立に誰もが陥る可能性があるという理由が、ここにもあります。

4　信念対立化する信念が備える特徴

では、盲目的に絶対化された信念が信念対立化したとき、いったいどのような特徴を伴って現れるでしょうか。信念対立の解明の仕方を明らかにするために、事例を通してその点をもう少し突っ込んで考えてみましょう。

（1）事例紹介――化学療法をめぐる信念対立

医師の留蔵は、担当する大腸がん患者の千代に外科療法を実施し、腹腔内のがんを摘出しました。ところがその後、リンパ節に転移が認められたため再発のおそれが高くなったことから、化学療法（抗癌剤）をあらためて行うしかないと判断しました。化学療法は再発予防に役立つことが確認されているからです。

しかし、千代は化学療法を拒否しました。彼女の父も大腸がんになり、化学療法の副作用で苦しみながら最期を迎えた様子を目の当たりにしていたからです。千代はそのとき、化学療法だけは「絶対にやらない」と固く決心したのです。

留蔵は千代に、化学療法でしか再発リスクを抑えられないこと、化学療法の副作用は緩和できることなどを説明し、説得を試みました。留蔵は外科療法まで受けた千代が、副作用を恐れて化学療法を拒否するのは間違った判断だと考えていたのです。ところが、千代は治療で苦しみながら死ぬのはまっぴらゴメンだと考えて、最期の迎え方は自分で決めるという結論をゆずりませんでした。それどころか、治療拒否する千代に向かって執拗に説得してくる留蔵に対して、「話を聞いてくれない」とすら感じるようになりました。しかも千代は治療拒否を続けた後、留蔵から「私にできることはもうありません」と告げられ、いわゆるがん難民のような状態に陥ってしまいました。留蔵もまた、他の病院に行ってしまった千代が気になったものの、いまさらどうすることもできず、形容しがたい葛藤にさいなまれ続けることになりました。

(2) 特徴1――とらわれる

上記の事例を見ればわかるように、医師と患者はお互いに自身の信念に固執しています。たとえば、医師は患者の「化学療法は勘弁してほしい」などの信念に対して、「間違っている」とさえ思っていましたが、自身の「再発リスクの抑制には化学療法がよい」「副作用はコントロールできれば恐れるに足らず」などの信念については疑う動機すら持っておらず、むしろそれの実質化に向かって執着していました。一方、患者もその点に関する事情は同じです。たとえば、患者は医師の「化学療法の副作用は抑制できるし、それで再発のリスクも抑えられる」などの主張は、最初から一切受けつけませんでした。しかし、自分自身の「化学療法で苦しむのは嫌だ」「死に方は自分で決める」などといった信念には頑《かたく》なまでとらわれていました。

もちろん僕はここで、患者の死生観や医師の判断を批判したいわけではありません。ただ、こうした例からわかるように、信念対立化する信念には人々の言動（構造化）を「呪縛する」という特徴がある、ということを指摘したいのです。疑義の余地なき信念は、その信念を持つ人間の動向に一定の制約をもたらし、それ以外の可能性に至らせないという働きがあると考えられるのです。もっといえば、自らの信念を無自覚のうちに絶対化している状態とは、その信念以外の可能性を考えられないぐらい強固にとり憑いた確信であり、それが否定されたら、生きること、実践することすら危うくなる、という信憑が伴うような状態なのです。

（3）特徴2――前に進めない

また、疑義の余地なき信念には、相反する信念に直面したときに、対立図式が到達点（ゴール）になってしまい、そこからさらに先へと進むことができなくなるという特徴があります。たとえば、上述の医師と患者は化学療法の可否をめぐって対立し続け、最終的に必要な治療も受けられないし、提供もできないという状態にはまりこみました（他の病院で治療を受けました）。つまり、両者は「化学療法でしか再発のリスクは抑えられない」vs「化学療法だけは絶対に受けたくない」という対立図式に突き刺さってしまい、最後までそのデッドロックから抜けられなかったのです。

もしかしたら、皆さんからすれば、化学療法の是非をめぐって対立しあう医師と患者の関係はあまりに一面的であり、愚かなものに見えるかもしれません。しかし信念対立は、当事者にとっては自身の現実が否定される経験であり、生と実践の基盤がゆらぐ危機であるわけですから、どうしても自身を守るために信念の正当性を認めさせることに注力してしまうことになるのです。だから、盲目的に絶対化された信念が対立化すると、お互いが妥協点をなかなか見いだせなくなります。それにより、人々が信念対立を超えて了解しあえる「オルタナティヴ」の可能性に行きあたることができなくなるのです。したがって、信念対立化する信念は、お互いの違いを認めあいつつも、相互承認しあえる別の可能性に向けて前進することができない、そういう特徴があるということができます。

5　信念対立解明の諸条件

さて、ここまでの議論から、信念対立解明の第一条件は次のようにいうことができそうです。それはすなわち、「信念対立する人々に、契機‐志向相関的な現象の構造化を行う主体であると、意識化させること」です。信念対立に陥る人々は、信念（構造）が契機‐志向相関的に構成される側面を忘れ去り、本来的には疑義の余地がある信念を、疑義の余地なき信念だと錯覚しているためです。だから、信念対立の解明にはまず、信念対立に陥った人々が「すべての信念（構造）は契機‐志向相関的に構成される」と自覚ができるよう仕向ける必要がある、という話になります。それによって、人々は信念の可謬《かびゅう》性に気づくきっかけが得られ、信念対立という問題そのものを破壊できる可能性が開かれます（「講義６・９」参照）。

上記の例でいえば、医師と患者が自他ともにそれを意識化できていれば、互いに自身の信念に一定の疑義を見いだす可能性が得られることになります。なぜなら、両名がそうした状態にあれば、契機‐志向相関的に構成された信念には間違っている可能性があると自覚的に織り込まれるためです。それによって、信念対立化する可能性ごと、根こそぎ削ぐことができる可能性が担保されます。

でも、あまりにも強力な信念がとり憑いていた場合、信念の構成的側面を自覚できても、「それでもなお、私は絶対に正しい」と考えてしまう人も少なくありません。ガチガチに硬直化しきった信念は、疑いなき客観的現実であると強固に確信されていますから、それの維持、秩序化に向けた強力なダイナミズムが生み出されるためです。特に上記の例のような生き方そのものにかかわるよう信念は、それの契機‐志向相関的側面を理解してもなお、自身の信念から自由になれないものです。そのため、あまりにも強烈な信念が信念対立の根っこにあるときは、必要に応じてそれをいったん反故にしていくよう仕掛けることになります。つまり、「疑義の余地を失った強固な信念の成立根拠を崩していく」のです。これが信念対立解明の第二条件になります（「６・10」参照）。

先に論じたように、あらゆる信念は契機‐志向相関的に構成された構造です。だから、ごく一部の原理を除いて疑いの余地が必ず含まれます。信念対立に陥るような信念は、立場の違いを超えて納得できないから問題になっているわけです。ですから、その成立根拠を疑っていけばいくらでも突き崩せるものがほとんどです。当事者がいくら「間違いない」と強く確信していても、そうではないから信念対立が起こるのです。

信念をいったん反故《ほご》にすることは、この理屈を逆手にとり、信念の成立根拠に疑いの目が向くように仕掛け、疑義の余地を失った強固な信念の底に穴を開けるのです。信念対立化する信念は、契機－志向相関的に構成されることが忘れられ、なおかつ他者承認、成功体験、習慣体験という諸契機を通して疑義の余地を失っています。逆に言えば、どんなにガチガチに硬直しきった信念でも、それ以外の成立根拠はおそらくないわけです。そこを活かすことで、第一条件では落ちなかった信念を根底から削ぎ落とすのです。

信念の成立根拠を切り崩すことによって、他人の疑義の余地なき信念だけでなく、自分自身のそうした信念すらも錯覚かもしれない、という理解に至ることができれば、盲信的に絶対化された信念への固執がほどかれることになります。つまり、自分が正しいと確信する信念を他人に押しつけ、そこからさらに、他人の信念を否定することに注力してしまう事態を避けうる可能性が生まれるわけです。したがって、信念対立を解明するためには、「疑義の余地なき信念の成立根拠をいったん反故にすること」が第二条件になると考えられるのです。

もちろん、信念対立の解明に至るには、第一条件と第二条件を満たすだけでは不十分です。それによって、自他で異なる信念の成立を認めうる素地は整うものの、信念の相対性と多様性を受け入れるだけにとどまってしまうためです。その状態から抜け出せないままでは、行きつく先は何でもありの懐疑主義です。仮にそれがゴールになっては、信念対立の解明に至った実践を良いとすらいえなくなります。そうした価値判断も、信念の相対性と多様性のうちに呑まれてしまうためです。

そのため、信念対立の解明を十全なものにするためには、相対性と多様性の承認からさらに一歩踏みこんで、その先にある相互了解しあえる可能性へと向かうことが必要になります。つまり、信念対立解明アプローチで満たすべき第三条件としては、自他の信念の可謬《かびゅう》性を出発点にしたうえで、それでもなお関係する人々が互いに納得し、認めあえるような状態を作り出せるようにすることが、求められるのです。したがって、信念対立解明の第三条件は、「相互了解可能性を担保しうる回路を構築すること」ということができると考えられます。

この第三条件は、第一条件と第二条件とは異なって、対立図式からの回避からもう一歩踏みこんで、お互いに協力しあいながら前に進むための可能性を開くことが主眼になります。たとえば、先の事例では「化学療法でしか再発のリスクは抑えられない」vs「化学療法だけは絶対に受けたくない」という信念対立に突き当たっていました。第一条件と第二条件ではこの構図の破壊を試みます。それに対して第三条件では、信念対立をさらに先の階型に繰り上げるために、医師と患者で共有しあえる共通目標の設定などを試みることで、共に歩み出せる可能性を開きうる回路の構築をめがけていくのです（「講義6・11」参照）。それにより、医師と患者はお互いの違いに配慮しつつ、より良い医療にめがけて前進していく可能性の幅を拡げていくことができるでしょう。

6　信念対立解明の諸条件の理解の仕方

信念対立解明アプローチの基本技法は、信念対立に陥った人々を、これら三条件（解明条件論と呼びます）を満たせるよう仕掛けていくというものになります。それによって、人々は信念対立解明の可能性の前に立つことができると考えられるためです。しかし、実社会の信念対立の完全消滅が、それによって完全保証されるわけではありません。なぜなら、信念対立は常にコントロール不可能な人間の側面である「契機」を含んでいるからです。人々が契機によって生成変化するように、信念対立もまたそれによって生成変化します。そのため、解明師が熟慮を重ねて人々が上記の三条件に至るよう信念対立解明アプローチを仕掛けも、それによって問題の完全解明を保証することはできないのです（「講義14」参照）。

また通常、信念対立そのものが契機になって、不安や怒り、敵意や悪意などが織り込まれた諸信念の構成がなされます。つまり、解明師が人々に信念対立解明アプローチを仕掛けた当初は、A vs Bという単純な二項図式的であったとしても、それが成立した直後から別の信念が複雑にからんでくることがあるのです。そのため、一見すれば解明できたかのように見えても、解明師の知らないところで信念対立の炎がくすぶり続けることも少なくありません。実際、僕も解明師としていろいろな信念対立の解明に挑んできましたが、うまく消滅できたと思っても、他のところで信念対立が蘇った例も少なくありませんでした。そういった意味で、信念対立は生ものであり、信念対立解明アプローチはやってみるまでわからないのです（「講義7」を参照）。したがって上記の解明条件論は、実社会の信念対立の完全解明を完全保証するものではなく、信念対立解明の可能性を担保した要件として、理解する必要があるのです。

次回は、信念対立解明アプローチの遂行者である解明師が、前もって身につけておくべき「構え」についてお話しします。この構えは、本講義で明らかになった諸条件を、解明師自身が信念対立解明アプローチ以前に満たした状態を表します。

第Ⅱ部　技法論編

読書ガイド

講義6～11では、信念対立解明アプローチの基礎技法を詳述します。皆さんはこれらの基礎技法を理解することによって、信念対立解明アプローチを実践することができるようになります。

基礎技法のうち、解明術壱号、弐号、参号は、信念対立化した人間が解明条件論を満たせる機会（契機）を提供するというものです。「講義4」で論じたように、どんなに頑固な人間でも、諸契機によって変化しうる可能性があります。これらの解明術は、その公算にかけて人々が信念対立から抜け出しうる諸契機を提供するものです。

なお、信念対立解明アプローチの基礎技法は、新しく研究開発されたすべての技法がそうであるように、実証的な意味でさらなる検討が求められています。ですから皆さんは、第Ⅱ部で論じる基礎技法をヒントに、さらなる研究実践が必要になってくる、という観点から受け取っていただけたらと思います。

講義ガイド

■「講義6」では、解明師が信念対立解明アプローチを繰り出すうえで身につけておくべき構え（技法名「解明態度」）と、そのトレーニング法を論じます。解明態度とは、「講義5」で詳述した解明条件論を解明師が身体化することです。

■「講義7」では、信念対立解明アプローチに通底するコミュニケーション・スキル（技法名「解明交流法」）について論じます。解明交流法は従来のコミュニケーション・スキルを、信念対立解明アプローチの遂行に特化させるかたちで再構造化したものです。

■「講義8」では、信念対立解明アプローチの評価法（技法名「解明評価」）について論じます。ここで論じた解明評価は、信念対立とそれに陥った人々を非構成的評価で理解していく方法です。

■「講義9」では、信念対立する人々が、信念対立解明の第一条件に至れるよう支援するための基礎技法（技法名「解明術壱号」）を論じます。つまり、解明術壱号は、信念対立化した人々が信念の契機－志向相関的な側面に気づくよう促すことで、疑義の余地なき信念の相対化を推し進める方法です。

■「講義10」では、信念対立する人々が、信念対立解明の第二条件を満たせるよう仕掛ける基礎技法（技法名「解明術弐号」）を論じます。解明術弐号は、解明術壱号で相対化できないぐらいガチガチに硬直しきった信念の成立根拠を打ち崩すときに用います。

■「講義11」では、信念対立する人々が、信念対立解明の第三条件に至れるよう働きかける基礎技法（技法名「解明術参号」）を詳述します。解明術参号では、解明術壱号と解明術弐号で開かれた人々の多様性への感度を踏まえたうえで、共通了解可能性を担保した状態に至れるよう支援する方法です。

講義 6

解明師の「構え」をつくる――解明態度

1　なぜ「構え」が必要なのか

解明師は前回の講義で論じた信念対立解明の三条件（解明条件論）を視点にして、信念対立に陥った人々に信念対立解明アプローチを仕掛けていきます。それによって、人々のうちで生じた信念対立が解きほぐされる可能性を開くことができるわけです。

そういうと、解明師は信念対立には陥らない傍観者のように聞こえるかもしれません。しかし、信念対立は人間であれば誰でも陥りかねない問題です（「講義5」参照）。つまり、人間である解明師自身も実はその引力圏の範囲内におり、いつ信念対立のど真ん中に落ち込むかわからないのです。解明師は信念対立の解明を生業にしていますから、ミイラ取りがミイラになる事態と常に隣り合わせです。そうした悲喜劇を回避するためには、解明師は解明条件論を身体化しておく必要があるのです。信念対立解明アプローチではそれを「解明態度」と呼びます。

2　解明態度とは何か

解明態度とは解明師が信念対立に陥りにくい感度を養うことであり、解明条件論に応じて、解明態度壱号（第一条件に対応）、解明態度弐号（第二条件に対応）、解明態度参号（第三条件に対応）があります。つまり、解明態度の内実は、解明師自身が契機－志向相関的に現象を構造する主体であると自覚し、自身が持つ疑義の余地なき信念をいったん反故《ほご》にしておき、信念の多様性を前提にしつつも人々との間に相互了解可能性を担保した視点を構築できるようにしておく、というものになります。解明師が解明態度を身につけていれば、解明師自身が信念対立解明アプローチの遂行中に、信念対立の渦中に陥る事態を防ぐことができ、人々とともに前に進みやすくなると考えられます。

解明条件論は前回詳しく論じましたから、以下では解明態度の身につけ方を中心に論じます。あらかじめ言っておくと、これから述べるトレーニングは行い続ける必要があります。これまで何度も強調しているように、僕たちは普通、自分自身は契機－志向相関的に現象を構造化する主体であるという側面をすぐに忘れてしまい、自身の信念を絶対視してしまうからです（「講義4」参照）。その意味で、信念対立解明の三条件の身体化に終わりはありません（実際、僕自身も成長の途上です）。

ですから皆さんは、解明態度の完全習得を目指してはいけません。終わりなきトレーニングに完全を求めたら燃えつきてしまうためです。また、解明態度の完全習得への志向性は、それを身体化できたかどうかをめぐる信念対立を引き起こす可能性も芽生えさせます。そのため、解明態度を、以前に比べて身につけることができたかどうか、という相対的な観点からチェックしていくようにしましょう。

3　解明態度壱号のトレーニング法

（1）まずは自身の志向相関的な現象の構造化を自覚する

解明態度壱号のトレーニング法はまず、皆さん自身が大事だと思うこと（価値）、意義があると思うこと（意味）、何かがあると思うこと（存在）を、それぞれ十個程度列挙して、そう思ってしまう理由を志向性（身体・欲望・目的・関心）にからめて考える、というものです。つまり「○○はどういう観点のもとにあるから大事だと思ってしまうのか？」「○○に意義を感じるのはどのような関心があるからだろうか？」「○○があると確信するのはどういう志向性が影響しているのだろうか？」などの観点からよく振り返って考えていくのです。この作業は、実際に紙に書き出しながら行うとよいでしょう。

その際、人間の契機相関的な側面はとりあえず脇に置き、志向相関的な現象の構造化にだけ特化させたかたちで内省を進めます。理由は、最初から契機まで含めて意識化を行おうとすれば、よく振り返って考えるべきポイントが増えてしまってややこしくなるからです。スタート時からハードルが高いと挫折する人もいるでしょうから、さしあたり人間の一側面から考えていくのです。

たとえば、皆さんが「患者にはどんなつらいことでも真実を伝えるべきだ」と思ったならば、「どういう志向性があるからそれに価値を見いだすのか」を考えるのです。すると「（本当のことを伝えて）患者との間で真の協働関係を築いていきたい」「患者には自身に関することについて知る権利がある」「あとで医療紛争や医療訴訟が起こらないようにしたい」「真実を知ってもらって、患者に治療の協力をしてもらいたい」などの志向性が同定されるかもしれません。あるいは、皆さんが「患者の不利益になる情報は提供するべきでない」

と思ったならば、「その背景にはどのような志向性があるからそれに価値を見いだすのか」と考えていくのです。そうすれば、「不幸な情報は闘病意欲を削いでしまう」「患者が真実を知って意気消沈したら、一気に衰弱してしまう恐れがある」「ショックを受けて自殺してほしくない」などの志向性が見いだされるかもしれません。

繰り返し言っているように、普通は、自分自身がどんな志向性のもとで現実（信念）を構成しているのか、という点についてはどうしても忘れがちになります。だから、上記のように信念と志向性の相関関係をよく振り返って考えることによって、自身のあり方を自覚的に取り出していく必要があるのです。

（2）次に自身の契機－志向相関的な現象の構造化を自覚する

次に、解明師自身の契機相関的な側面を、よく振り返って考えていきます。つまり、「何がきっかけでそのような関心を持つようになったのだろうか？」「どういう過程を通じてそのような価値に至ったのか？」「どのようなことから影響を受けてそのような信念と観点を持つようになったんだろうか？」などを考えていくわけです。それはある意味で、自分史を振り返る作業になっていくことでしょう。

たとえば、「患者には真実を伝えるべきだ」という信念を持ち、それに応じる志向性として「患者には自身に関することについて知る権利がある」と考えられたならば、そのような現象の志向相関的な構造化はどういった諸契機によって構成されたのか、を考えるのです。そうすれば「患者の知る権利を守ることに志向性がめがけられているのは、それが患者にとっても医療者にとっても良いことだ、という教育をずっと受けてきたからだ」とか、「患者の知る権利を守ることに熱心な雰囲気の病院で働いているからだ」などといったさまざまな要因が見いだされることでしょう。

同様に「患者の不利益になる情報は提供しなくてもよい」という信念が到来し、それが「ショックを受けて自殺してほしくない」という志向性に対応したものだったととらえることができたならば、それらがどのような契機を通して構成されたのかを考えるのです。その結果として、「過去に、絶望的な真実を知った後に自殺した患者を担当したことがある」とか、「同僚が担当患者に希望なき真実を告げたら、その後で治療拒否して衰弱死してしまったことがある」などの諸契機が明確になるはずです。

このようにして解明態度壱号は、志向相関的な現象の構造化の傾向を把握してから、それに至った過程（契機）を検討していくことにより、解明師自身（契機－志向相関的に現象を構造化する主体）の自己把握が深まっていくわけです。その反復練習によって、解明師は解明態度壱号を習得していくことができ、信念対立の解明に取り組んでいる際に、その問題にからめとられにくくなると期待できます。

なお、上記で提案した解明態度壱号の習得順序は〈志向相関的な現象の構造化〉→〈契機－志向相関的な現象の構造化〉でしたが、これは初めて取り組む方を想定したものです。エキスパートレベルの解明師の場合、契機－志向相関的な現象の構造化をそのまま振り返れば、自身のとらえ直しができることでしょう。構造構成的人間論は、それ自体で一体化したものです。解明師が内省に慣れてくれば、あえて諸契機と志向性を分けなくても同程度の自己把握を行えると考えられます。

（3）グループワークの活用

とはいえ、一人でよく振り返って考えようとしても、その内容に自信が持てなかったり、そもそもそうした営みがうまくできない方もなかにはいます。そういうときは、グループワークによって他の人とともに自己理解を深めていくようにします。

具体的には3～5名ぐらいのグループを作ります。そして、グループメンバーが大事だと思うこと（価値）、意義があると思うこと（意味）、何かがあると思うこと（存在）、それぞれ最大で十個程度列挙し、そう思ってしまう理由を志向性（身体・欲望・目的・関心）にからめて、お互いに問いあいながら洞察を深めていくのです。それには「どういう関心に応じて○○に意味を感じるのだろうか？」「○○があるって思う理由は何だろう？」「○○に対する意義はどのような目的に応じて見いだされたのだろうか？」などの問いかけあいが役立つでしょう。

その際、グループメンバーが自身の志向性をうまく言葉で表せないようでしたら、他の人はその人がこれまで示した言動を並べて文脈を読み解き、その内容を言語化するなどしてサポートしてあげてください。つまり、本人がうまく取り出せない志向性を、わかる範囲で推測して言い当てていくのです。

ただし、それは「絶対に□□だよっ！」などのように、一方的に決めつける言い方で表現してはいけません。読み当てた内容はあくまでも推測ですから、「私なら△△さんのように○○に価値を見いだしていたら、志向性は□□って言い表すけど、それじゃぁしっくりこないかな？」などというように、相手に訂正の機会を与えながら言うようにしましょう（「講義7」参照）。

上記の作業によって、ある程度お互いの志向相関的な現象の構造化を把握できれば、次に、契機相関的側面を確かめあっていきましょう。つまり「どういう経緯でそうなったんだろうか？」「何がきっかけだったの？」「それまでの過程で何があったの？」などを問いあっていくのです。ポイントは、グループメンバーのこれまでの歩みから、契機を把握していくよう議論する点にあります。つまり、それぞれのメンバーが影響を受けてきた要因について語りあうようにするのです。

グループワークの利点は、自分自身の洞察では到達できないレベルまで理解できる可能性があることです。

欠点は、思いもよらない指摘がされて、心外な気持ちになりかねないことです。心配な方は、グループワークの冒頭で、誹謗中傷はしない、個人攻撃はしない、キツイ内容を言うときは良い点も言うようにする、などの最低限のルールを設定しておくとよいでしょう。

4　解明態度弐号のトレーニング法

(1) 多様性への気づきの確保へ

それでは、解明師自身のなかで、解明態度壱号では解けないぐらい疑義の余地を失った信念を、疑義の余地のある信念へとシフトチェンジする作業を行いましょう。本来的には、上述した解明態度壱号が理解できた時点で、あらゆる信念（構造）は疑義の余地のあるものだという理解に到達できるはずです。

しかし、強烈にとり憑いた信念は、これだけではなかなか落ちないことがあります。そうした信念は、自身にとってそれ以上疑いようのない現実そのものだからです。信念対立する人々と同様に、解明師も疑義の余地なき信念をあえていったん反故《ほご》にしてしまうぐらいの経験（解明態度弐号の習得）を積まなければ、心身の細部にわたって深くとり憑いた信念を取り払えないことがあるのです。

(2) 解明師自身の疑義の余地なき信念をいったん反故にするコツ

では、どうすれば解明態度弐号を習得することができるのでしょうか。そのトレーニング方法はシンプルで、とにかく信念の成立根拠に疑いの目を向けるというものです。信念対立化した強固な信念に対して、なぜそう言えるのかと、問いかけるようにするわけです。

あらゆる信念は、契機－志向相関的に構成された構造です。だから、研究を通してとことん鍛え抜かれた原理（たとえば、構造構成学の現象、志向相関性、構造、契機相関性など）でなければ、疑いの余地が過分に残されている可能性があります。特に、信念対立に陥るような信念は、立場が違えば了解できないシロモノですから、成立根拠を疑っていけばほとんどがどこかで破綻します。解明態度弐号はそれを逆手にとるのです。

（3）解明態度弐号のトレーニング例

では、具体的にはどう訓練すればいいのでしょうか。それにはまず、解明師を目指す皆さんが体験した信念対立を思い返してください。次に、皆さんを信念対立に引き込んだ自身の信念を同定し、それに対して成立根拠を問うのです。たとえば、僕は昔、信念対立はそもそも解明する必要があるのかをめぐって、信念対立したことがあります。その際の僕の信念は、もちろん「信念対立は解明する必要がある」というものでした。これに対して「それは疑いのないものなの？」と考えていくのです。僕の場合、やはりその答えは否でした。

僕が臨床現場で信念対立を明確に意識するようになったエピソードのひとつは、民間精神科病院で臨床家として働いているときに起こった附属池田小事件でした。マスコミ報道の影響もあって一時「精神障害者＝危険」というイメージが先行してしまい、精神障害者に対する世間の風当たりの強さが増したのです。

そのとき、僕は長期入院する精神障害者の退院支援に携わっていたので精神障害者の自宅退院や、グループホーム入所を推進していました。その際、事件のあおりによって地域社会の精神障害者に対する差別が相対的に表面化し、地域住民たちの冷たい視線を体感しました。当時の僕は地域住民が誤った先入観に縛られていると思い、当たり前のように差別や偏見を投げかけるマジョリティに言いようのない怒りを感じました。そうした経緯がきっかけのひとつにあって、僕は「信念対立は解明する必要がある」という信念を持つようになりました。でも、「その信念は疑いのないものなの?」と問えば、実はあやしいことがわかります。この信念は、臨床家としての経験を通して「精神障害者に対する差別や偏見を克服したい」という関心が構成されたためであって、「精神障害者を受け入れたくない」という関心がある人にとってはむしろ、「信念対立は武器になる」という意味が立ち現れるでしょう。なぜなら、それによって地域社会への参加をめぐる信念対立が激化し、「このままでは精神障害者が不利益をこうむるかもしれない」という危惧が生まれて、退院支援という方針を変えることができるかもしれないからです。

さらにいえば、僕と同じような経験があっても、「信念対立は解明する必要がある」とは思わない人もいたわけです。すると次に、何がきっかけで僕はこのような志向性を持つようになったのかを、よく振り返って考えてみる必要があるわけです。そうした観点から内省したらならば、たとえば、これまで両親や学校から受けた教育を通じて「マイノリティでも心楽しく生きられる世の中にしたい」などの志向性が構成されてきたようだ、という自覚に至れるわけです。

では、僕のそうした志向性の構成の契機になった教育は、そもそも絶対に正しい根拠を持っていたのかを考えてみると、それはどう考えてもあり得ないのです。なぜなら、僕にそうした教育を行ってくれた人々も人間である以上は、そこで使用された知識も契機－志向相関の連綿たるプロセスを通じて構成された構造なわけであり、それ以上にさかのぼって考えることができないからです。つまり、僕の受けた教育は特定の契機－志向のもとで妥当と言いうるものであり、それが異なってしまえばどこかに疑いの余地が残りうるのです。

したがって、どこまでいっても「信念対立は解明する必要がある」という信念は絶対に揺るぎないものとはいえず、あくまでも契機－志向相関的な代物で、個々の構造の内実にそれ以上の成立根拠はないのだという話になるわけです。つまり、僕の解明師としての「信念対立は解明する必要がある」という信念は、「信念対立で苦しみたくない」という関心とそれを育む契機のもとに限られたものであり、絶対化して他人に押しつけられるようなものではないのです。

以上のような検討を通して、皆さんも自身にとって疑いの余地なき信念をいったん反故《ほご》にする作業に取り組んでみてください。それによって解明師は、知らず知らずのうちに信念を絶対化してしまう事態を克服できるようになります。それはまた、解明師自身が信念対立に陥る事態を避けることにもつながるでしょう。

(4) グループワークの活用

もちろん、上記のような作業を一人で行うのが難しい場合は、グループワークを活用していただいて結構です。具体的には3～5名ぐらいのグループを作ってください。そして、グループメンバーがそれぞれ、信念対立を体験した際に持っていた信念を挙げてください。その信念が成立した根拠を、お互いに疑いあいながら洞察を深めあっていくのです。

グループワークではまず、「○○が大事だって思うのはなぜか？」「○○に意義を感じるのはどうしてか？」などと問い、そして「何がきっかけでそうなったのか？」「ここに至るまでの過程で何があったのか？」などを確かめあっていきましょう。それによって、疑義の余地なき信念を持つに至った理由がはっきりわかってくるはずです。

しかし、それだけでは解明態度壱号の射程を超えるものにはなりません。だから、その疑義の余地なき信念の成立根拠を疑っていくのです。このときのポイントはまず、上記で僕が例示したように、それぞれの疑義の余地なき信念が個人のなかで発生してきた過程を問うていくことです。それによって、これまでの人生経験や人間関係が挙がってくるはずです。

　ここで大事なことは、振り返りの過程で挙げられた出来事そのものが、契機－志向相関的な現象の構造化という引力圏の範囲内にあると考えるほかない、と気づけることです。つまり、このグループワークは、疑うことによってメンバーたちの疑義の含みのない信念は絶対に正しいといえる根拠はなく、何らかの諸契機とそれの影響を受けながら構成された志向性の積み重ねの結果でそうなっただけだ、という理解に達せることがポイントなのです。それができれば、凝り固まった信念から解き放たれた実践感度を身につけることができるでしょう。

　しかし、実際に解明態度弐号の訓練に取り組んでみると、意外に苦戦する方もいます。その場合、解明態度壱号の習得でつまずいていることが少なくありません。なので、もし解明態度弐号の練習が思うように進まないようであれば、先述の解明態度壱号の練習に立ち返って、ねばり強く頑張ってみてください。また、これがうまくできた途端、「今までの思いは何だったんだ……」などと放心したようになる方もいます。しかし、そこは今までの自分に感謝しつつ、解明師になるための新たな一歩を清々しく踏み出すようにしましょう。

5　解明態度参号のトレーニング法

（1）共通了解可能性への感度を高める

解明師として重要なことは、解明態度壱号、弐号を通じて疑義の余地なき信念を相対化できたならば、そこでとどまることなく、立場の異なる人々の間で共通了解可能性の担保にめがけられた回路まで構築することです。つまり、解明師自身のうちに、「人間は人それぞれだけども、それでもなおわかりあうことができるはずだ」という感度を作り出していくのです。解明師自身が「人間はそれぞれ違う」のみの理解でとどまっていたら、人々も信念対立の向こう側に「せえの！」で飛び出すことができなくなるためです。

（2）他者との共通了解可能性を担保しうる回路（構え）の作り方

では、いかにして解明態度参号をトレーニングしていくのでしょうか。結論からいえば、解明師は信念対立する人々に通底しうる「志向性」を探りながら、それに至れるような「契機」を考えられるようにしておく、という方法になります。

ちなみに、信念対立解明アプローチでは、人々に通底しうる志向性を「超志向性」と呼びます。超志向性とは、関係する人々が共有することができる志向性のことです。つまり超志向性とは、人々が納得したうえで設定できる、共通目標のようなものです。信念対立は、人々からつむがれた疑義の余地なき信念間の矛盾が、問題の根っこにあります。だから、超志向性は見えづらくなっています。そのため、解明師はそうした信念をいったん反故《ほご》にすることで、人々がともに了解できるような超志向性を同定していくことになります。

解明態度参号では、それの構成にめがけられる状態を、解明師自身のうちに整えておくわけです。

解明態度参号のトレーニング法は、解明師が過去や現在で体験した信念対立をよく振り返って、信念対立した人々との間で共有できたであろう超志向性がなかったのかを考えていく、というものです。つまり解明師は、自身が体験した信念対立のうちに、それぞれの異なる契機－志向相関的側面を踏まえたうえで、そこに通底している共通目標がなかったかどうかを見定めていくのです。

たとえば、皆さんが患者の対応をめぐって、同僚との間で信念対立を経験したことがあるとしましょう。皆さんは「医療はサービス業だから、患者本位の医療を提供するべきだ」と主張しましたが、同僚は「患者本位の医療なんて言っているから、クレーマーになる患者が後を絶たないんだ」と主張してきました。その際の嫌な気持ちが思い出されるかもしれませんが、いったん立ち止まってこう自身に問いかけてみるのです。「あのときは考え方が対立して大変だったけれども、それでもなお共有できたかもしれない目的はなかったのだろうか」と。

当時はそれを意識できなかったかもしれません。しかし、もしかしたら今なら、信念対立の奥底に、たとえば「できるだけ良質な医療を提供したい」という共通目標があったと、気づくことができるかもしれません。あるいは、「どうせ働くなら気持ち良く働きたい」などの共通の関心が隠されていたのかもしれません。いずれにしても、過去の信念対立の体験から、何らかの通奏低音になる超志向性が見いだされればもうけものです。その感覚が、解明態度参号の習得に向けたドライバになるためです。

次に、過去の体験から見いだされた可能性としての超志向性が、いかなる契機から影響を受けたものだったのかをよく振り返って考えるのです。それにより、たとえば超志向性が「できるだけ良質な医療を提供したい」であったならば、これまで出会った先輩たちから「医療者は医療の質を高めていくものだ」という教育を受け続けていた経緯があるとか、「社会保障費が高騰しているから、結果を出さなければ医療は生き残れない」と実感する出来事があったなどの諸契機が、意識化できるかもしれません。そうした諸契機をつかみ出せれば、そのぶん超志向性に至った理由が理解できるため、より強力な共通了解可能性を担保しうる回路（構え）の構築への感度が、培われるようになります。

もちろん、よく振り返って考えても超志向性を同定することができない信念対立も、少なくありません。そういうときは、（解明師から）どのような契機（解明術）が提供されていれば、信念対立していた自他の間で超志向性が構成されていただろうか、と考えてみましょう（「講義11」参照）。つまり、「いかなる条件のもとであれば、共通の関心が成立しうるのか」という観点から問い直してみるのです。

それによってあなたと同僚は、共通目標を得るためにチームの方針を話しあう必要があったと考えるかもしれませんし、あるいはお互いの専門性を勉強しあう機会が必要だったと思い至るかもしれません。もしかしたら、クレーム対応の方法を学ぶ必要があったと思うことになるかもしれませんし、一緒に酒でも飲む機会があればよかったと思うかもしれません。いずれにしても、自身のこれまでの信念対立を内省しても通底していただろう超志向性を同定できないときは、それが構成されるにはどのような条件（契機）が必要だったのだろうか、と洞察していくようにしましょう。

(3) グループワークの活用

さて、解明態度参号は、解明態度壱号・弐号とは異なり、グループワークの活用がそれの習得に最も適していると思われます。解明態度参号は、異なる信念を持つ者同士の間に、前に進むための共通了解可能性を担保しうる回路（構え）を作ることが求められますから、個人の洞察力に頼るよりも何人かで議論しながら行ったほうが、準備状態を作りやすいと考えられるためです。もちろん、グループメンバーがいないこともあるでしょうから、そのときは個人で洞察を深めていく方法に頼ることになります。

グループワークはこれまでの方法と同様に、まずは3～5名程度のメンバーを集めてください。そして、テーマを一つ決めて、それに対するメンバーの信念の違いについて確認しあってください。そのうえで、契機－志向相関的な異同を確かめあい、メンバー間で共有しうる超志向性を取り出してみましょう。たとえば、「スタッフが手薄な深夜の救急入院の受け入れ」についてテーマを設定したとしましょう。これについて、グループメンバーのAさんは「空床がある限りは必ず受け入れるべきだ」という信念を、またグループメンバーのBさんは「空床があっても、すでにいる他の患者の医療が手薄になるようなら、他の病院に行ってもらったほうがいい」という信念を、そしてCさんは「重症患者がいるときは、空床があっても受け入れたくない」という信念を表明しました。つまり、Aさん、Bさん、Cさんの信念間で矛盾が生じたわけです。

このグループワークは、解明態度参号の習得が目的です。だから、異なる信念を持つ人々の間で、通底しうるであろう超志向性にめがけて検討していくことになります。それにあたり、最初のポイントは各人の契機－志向相関的側面を、「お互いに違う考え方があるけれども、そもそもどんな目的のもとで働いているのだろう？」「その仕事は何のためにするの？」などとか、「そういう目的や価値観はどうして形成されてきたのだろう？」「今まで何があったからそう考えるようになったの？」などの切り口から問いかけあうことです。

それによって、それぞれの信念に応じる志向性が明らかになり、その相関関係の構成に関与した諸契機を知ることができます。たとえば、「夜間救急入院は空床があれば必ず受け入れる」と言ったAさんからは、「医療者として患者の生きる権利を尊守したい」という関心を持っており、そのようになった契機として「高校生の頃に夜自転車で交通事故に遭い、救急入院で一命をとりとめたことがある」という個人的経験が紹介されるかもしれません。また、「他の患者の医療が手薄になるなら、空床があっても受け入れない」という信念を示したBさんは、「患者と医療者の安全を守る」ことに関心があり、そうなった経緯として「知人の医療者が人手の足りないときに夜間救急を受け入れたため、十分な対応ができず患者が亡くなってしまい訴えられそうになった」というエピソードを語るかもしれません。また、Cさんは「空床があっても、重症患者がいるときは受け入れたくない」という信念を持っていましたが、その背景に「忙しすぎるのはつらいから嫌だ」という欲望があり、「昔はガムシャラに頑張っていたけど、それで心身ともに疲れてしまった」という経過が語られるかもしれません。

そうした語りは、グループメンバーのなかに共感を生み出したり、逆にちょっとした信念対立を発生させたりするでしょう。けれども、ここで重要なことは、以上のようなことが話しあいながら、お互いの違いを踏まえたうえで、了解しあえる超志向性を探り当てたり、それにめがけるうえで必要な条件を考えあっていくことです。それには、たとえば「私たちは設定したテーマで話し、それぞれ異なっていることがわかったけれども、そのうえでわかりあえるところはないだろうか？」とか、「もう、皆さんバラバラすぎ！（笑）。でも、どこかで通じあえていることってないかな？」などの問いかけが役に立つかもしれません。あるいは「なんかいろいろ聴いているうちに、○○という点は共通しているように思ったんだけど、皆はどう思う？」「なんだかんだ言って○○という観点は共通しているように思わない？」などの具体的な提案が使えることもあるでしょう。

グループワークでは、人々の信念に矛盾があっても、そこに通底する超志向性を構成できる可能性はないのか、とめがける感度を養っていくという点を忘れてはいけません。だから極端な話、グループワークでは、共通目標に向かう態度が培われれば、結果として超志向性が同定されなくてもよいのです。解明態度参号のグループワークで重要なことは、解明師を目指す者として、信念対立する人々が前に進めるよう、共通了解可能性を担保しうる回路を構築するんだ、という観点を意識化できることなのです。

さて、「講義6」では、解明態度壱号・弐号・参号とその習得法について論じてきました。解明態度とは、解明師が信念対立解明の諸条件を身体化するというものでした。それによって、解明師が信念対立の当事者になる事態を回避できる可能性を担保できると考えられます。解明師は信念対立解明アプローチの遂行にあたって、解明態度の状態を適宜振り返るようにしてください。次回は、信念対立解明アプローチに通底するコミュニケーション・スキルを論じます。

講義 7

信念対立解明アプローチに通底するコミュニケーション・スキル——解明交流法

1　解明交流法とは何か

講義8～11で詳述するように、信念対立解明アプローチのなかには、解明評価と、解明術壱号・弐号・参号があります。そのいずれにおいても、解明師は信念対立する人々と信頼関係を深め、理解し、働きかけるために、ハイレベルのコミュニケーション・スキルが求められます。今回の講義では、信念対立解明アプローチで通底するコミュニケーション・スキルである、解明交流法を論じます。

解明交流法とは、信念対立に陥った人々と解明師の間で、信頼感を深め、評価し、仕掛けるために用いられるコミュニケーション・スキルです。解明交流法は特殊なコミュニケーション・スキルではなく、一般に広まっているそれと同じ、「傾聴」「共感」「質問」の三点にまとめることができます。このカテゴリーは、従来のコミュニケーション・スキルと共通しています。

ただし、信念対立解明アプローチでは、「必ず傾聴しなければならない」「絶対に共感しなければならない」などのスタンスはとりません。信念対立解明アプローチの目的は、信念対立という問題の成立から解き明かすことですから、解明交流法はそれに照らしたかたちで、従来のコミュニケーション・スキルを論じ直したものになるのです。

これは西條のいう方法の原理[1]や、僕が以前開発した目的相関的実践原理[2]に通じる発想です。これらの原理のエッセンスは、すべての方法（あるいは実践）は、現実的制約－関心相関的だと考える点にあります（最近は状況－関心相関的[3、4]と呼ぼうという提案もあります）。つまり、方法（実践）は、特定の現実的制約のもとで目的を達成するための手段だということです。

たとえば、髪を切るという目的をやり遂げるために、ハサミがないからといって砂や泥を用いる人がいたらどう思いますか。とてもじゃないけど目的は達成できないと思うでしょう。それは現実的制約があるうえに、目的に適った方法も選択されていないためです。逆に、ハサミの代わりにバリカンを選択した人がいたらどう思いますか。おそらくほとんどの人は適切だと思うはずです。なぜなら、現実的制約を踏まえたうえで、目的をやり遂げうるオルタナティブの方法を選んでいるためです。

つまり、方法の原理や目的相関的実践原理は、あらゆる方法（実践）は現実的制約を踏まえたうえで目的達成に役立つかどうかで有用性が決まる、という事態を言い当てたものなのです。当然のことながら、解明交流法は、信念対立している人々とコミュニケーションするための技法ですから、上記の原理の引力圏内に位置していることになります。つまり、傾聴、共感、質問といったコミュニケーション技法は、「信念対立の解明」という目的を達成するために利用されるツールだ、ということです。

また、信念対立解明アプローチのロジックにひきつけていえば、解明交流法は解明師という人間が操る構造ですから、その時々で出会う諸契機に応じて構成された志向性に照らして使用される、という図式のもとにあります（「講義4」で論じたように、ここでいう契機のなかに現実的制約が含まれます）。たとえば、解明師が「どういうことですか？」と問いかけたとしたら、それは解明師が疑問という志向性が芽生える諸契機に遭遇したからであり、主体として契機－志向相関的に、現象から構造化（質問を作っている）しているからだ、というわけです。つまり、信念対立解明アプローチにおける人間原理でいえば、解明交流法は人間の営み（構造化）だということです。

もうひとついえば、実践はいつもよくわからないものです。その理由として、前述したように実践は人間の営みですから、それによって常にコントロールできない契機に遭遇する事態に引き込まれるためです。つまり、実践は契機の影響から逃れることができず、やってみないと何とも言えないという状態が、どうしてもつきまとうのです。信念対立解明アプローチの文脈で、現実的制約と共通目標に応じて役立つと予見される実践に取り組むときは、このわからなさも踏まえたうえで、という話になります。すべての実践は契機－志向相関的だというとき、それによって実践が役立つ可能性のレンジを拡げるということのほかに、「やってみなくちゃわからないけどね」というニュアンスが込められていると覚えておいてください。

以上の議論を踏まえれば、以下で論じる解明交流法は、原理的に考える限りにおいてすべて契機－志向相関的であり、特定の状況下で信念対立する人々と信頼を深め、評価し、介入するという目的に応じて、最も役立つと思われるやり方（傾聴、共感、質問）を適宜選択し、実行に移していくことになるのです。なお、この後も強調するように、あらゆる実践は人間の営みである以上、契機－志向相関的なので、次回以降で述べる解明評価と解明術壱号・弐号・参号もその例外ではありません。

以下では、コミュニケーションに関連する諸文献を踏まえて[5,6,7]、信念対立解明アプローチにおける解明交流法について論じていきますが、それらはすべて契機－志向相関的に繰り出されるという点を忘れないでください。

2　傾聴技法

傾聴とは、話し手に「真剣に聴いている」という信念を到来させたいときに役立つ言動の方法です。傾聴技法は「言語的傾聴」と「非言語的傾聴」の二種類に大別されます。言語的傾聴技法は解明師が言葉を発することによって、非言語的傾聴技法は解明師の動きによって、相手に「聴いてくれている」という確信をとり憑かせるのです。

（1）言語的傾聴技法

言語的傾聴技法には、【相槌】【繰り返し】【促進】【要約】【意訳】などのやり方があります。【相槌】とは、相手の語りに合の手を入れることです。たとえば、「なるほど」「うんうん」「へーそうですか」「マジっすか⁉」「はい」「ほうほう」「ええ」などがあります。このような相槌を、相手の語りの合間に発することで、「聴いている」という気持ちが生まれることがあるのです。ただし、相手の語りの調子に合わなかったり、同一の合の手を単調に入れたり、リズムが速すぎたりすると、逆に「聴いちゃいないや」という確信が起こってくる可能性があります。

次の【繰り返し】とは、話し手の語った内容を解明師がそのまま反復することです。それにより、話し手に「この人（解明師）はしっかり聞いてくれている」という感覚をもたらしやすくなります。ただし、話し手にとってどうでもいい内容を繰り返したら、「聞いてない」という感覚になる可能性がありますから、話し手の語りのなかから重要だと推測される内容を繰り返すようにします。この推測は、話し手の声色の強弱や内容の重複に注意を払い、特に強いアクセントが置かれたり、同型の内容を繰り返し訴えた部分に目星をつけることで、できるでしょう。また【繰り返し】のタイミングが外れたら、相手の話の腰を折ることになりかねません。だから、相手がひと通り話し終えたあたりをねらって用いるなど、工夫が必要です。

しかし【相槌】と【繰り返し】は、相手が話してくれなければ繰り出せません。もし、相手の語りが進まないようであれば、【促進】を仕掛けます。【促進】は、話し手にもっと語るように促す方法です。それには、「もう少し話してくれるかな？」「どういうことですか？」「もうちょっと詳しく話してください」「続けてください」「で？」「けど？」などの応答があります。相手があまり話したがらない様子のときは、「何か引っかかることがあるのかな？」「どうしたの？」「私はあなたが何に困っているのか理解したいのです」などの問いかけや語りかけも織り交ぜるとよいでしょう。ただし、それでもうまく【促進】されないときは、次の【要約】が役立つかもしれません。

【要約】は、相手がそれまで語った全内容を踏まえたうえで、解明師が受け取ったポイントを確認していく方法です。そのため【要約】は、相手に直接語りの【促進】を行わなくても、補足説明する機会をナチュラルに提供しうるのです。【要約】のコツは、相手が語った内容の意味の中心と思われるものを、解明師なりの表現で端的に言い表すというものになります。ですが、それは解明師の理解でしかありません。だから【要約】は、相手に確認を求めるような表現も合わせて用いるようにします。

たとえば【要約】には、「今までのお話から、私は○○というふうに理解したんですが、それでいいですか？」「これまでのお話をまとめれば、○○と□□と言えるように思いましたが、どうでしょうか？」「まとめますと、あなたは○○や△△と言いたいのかなと思ったのですけど、その理解でいいですか？」などがあります。このように、【要約】を行うことで相手は訂正の機会に恵まれ、次なる語りを始めるきっかけになることでしょう。なお【要約】は、相手の語りが終結したときや、行き詰まったときに行うだけでなく、語りの途中でもひと段落したタイミングを見計らって繰り出すことによって、「とてもよく聴いてくれているな」という信憑をつかせやすくなるでしょう。

【要約】と似ている技法に【意訳】があります。これは話し手が語っているときに、解明師の理解した内容を返すことで、さらにコミュニケーションを深めるという方法です。つまり【要約】は、相手の語りが停滞、終結したり、ひと段落したときに行うのですが、【意訳】は、相手の語りの進行中に、解明師が受け取った内容を必要に応じて投げかけていくわけです。たとえば、話し手が「あの先生とは意見が全然合わなくて困っているんです」と言ったならば、解明師は「あなたはそれでつらい思いをされているのですね……」などと応答していくようなかたちになります。このとき、話し手の語った内容を踏まえたうえで意訳していることを強調するために、できるだけ「あなたは」とか、「キミは」などの主語をつけるようにするとよいでしょう。ただし、【意訳】するポイントが外れていたら、逆に「聴いていない」「理解してない」などの確信が成立しかねません。だから、解明師が【意訳】を用いるときは、理解できたと思える内容に絞って行うようにしていくようにしましょう。

（2）非言語的傾聴技法

非言語的傾聴技法には、【沈黙】【態度】【アイコンタクト】などがあります。

【沈黙】とは、解明師が相手の話を黙って聞くことで、相手に「聴いてもらっている」という信憑をもたらすことです。解明師にとって【沈黙】は、相手に「じっくり聴いてくれる」「今は私が話す番だ」という感覚をもたらしうるものになります。また話し手にとって【沈黙】は、話した内容と気持ちを整理し、吟味する機会にもなります。他方、解明師にとっては相手を観察し、理解し、次なる対応を考える機会になります。

ときどき、【沈黙】するとあわてて言葉を繰り出そうとする人がいますが、それは傾聴されているという感覚を削いでしまいかねないので止めたほうがいいでしょう。

【態度】は、解明師の身体表現によって、話し手に「関心があるんだな」などと思わせる方法です。たとえば、簡単なところでは、感情が伝わりやすいよう表情を作ったり、話し手がいるほうに顔や身体を向けたり、語りに合わせてうなずくなどがあるでしょう。ほかにも、話し手のほうに身を乗りだして聞いたり、不快にならない程度に身体を近づけたりするなどが考えられます。もちろん、これと逆のことを行えば、「こいつ、関心がないな」と思われやすくなるでしょう。話し手の語りが横道にそれたり、長すぎるときに使用するときは、【態度】を逆手にとった身体表現を用いれば話の本筋に戻しやすくなるはずです。

【アイコンタクト】は、話し手に解明師の視線を合わせることです。【アイコンタクト】をうまく繰り出せれば、話し手は「聞いてもらっている」という感覚を体感しやすいでしょう。しかし、【アイコンタクト】は意外に難しく、意識的に視線をダイレクトに合わせると緊張してしまうし、逆に合わせすぎなければ不信を招くことになります。しかも、どれくらいの頻度と時間の【アイコンタクト】がいいのかは、人によって随分変わります。ですから、話し手の表情や雰囲気から緊張や不信を読み取りながら、【アイコンタクト】の強度を調整するようにしてください。もし、読み取りが難しければ、さしあたり話し手の耳や鼻のあたりに視線を送り、解明師自身が緊張しない程度に【アイコンタクト】するとよいでしょう。

(3) 傾聴できないとき

とはいえ、解明師自身が信念対立の当事者であるときや、あまりにもヘビーでダークなテーマで信念対立している場合、怒りやストレス、恐怖から、傾聴しようと思ってもできなくなることがあります。そういうときはどうすればいいでしょうか。

ここで僕が「冷静になってしっかり傾聴しなさい」と言うと思ったら大間違いです。そうではなく、傾聴できないときは、心を込めないで傾聴している「フリ」だけすればよいのです。無理に心を込めて傾聴しようとしてストレスがたまり、燃え尽きるようなことがあれば、信念対立の解明という目的達成が困難になるためです。解明師が「なるほど！」「ああそうですか」「それはつまり〇〇ということですね」などと真剣に傾聴している「フリ」を行っていれば、相手にその本心を読み解かれることはないはずから、それが契機になって、「聴いてくれているな」という信憑にとりつかれる可能性を担保できるでしょう。もし「フリ」がばれたら、それは「フリ」になっていなかったということです。そのときは、反省して真面目に「フリ」を行うようにしましょう。

なお、解明師は傾聴の「フリ」をしているうちに、それが契機になって本当に傾聴してみようという気になってくるかもしれません。嘘から出た真実ということもあります。普通に傾聴できそうだと思えるようになれば、「フリ」から心を込めた傾聴に切り替えるようにしましょう。

さて、この「フリ」は次の共感でも重要です。

3　共感技法

（1）共感がつらいときはフリでもいい

共感とは、解明師が話し手に理解され、受け入れられたという信憑を到来させたいときに用いる方法です。

共感技法には【妥当】【尊重】【反映】などがあります。一般に共感は、「相手の感情を受け止めることが大切だ」というように、聞き手が話し手の感情を共有する点が強調されますから、どうしても聞き手の問題のように理解されがちです。

しかし、本当に重要なことはそうではありません。共感の一番のポイントは、話し手が「つらい気持ちに寄り添ってくれた」という確信を感受できることなのです。だから極端にいえば、解明師が話し手の感情を受け入れられなくても、相手が受容されたと感じることができていれば、それで事足りるのです。つまり傾聴と同様に、共感は「フリ」でよいときがあるのです。

この理解は、信念対立に陥った人々の共感において、特に重要なものになります。信念対立の渦中にある人は、ときに理不尽な批判を行ってきたり、非常識な要求を投げかけてきたり、難癖をつけてきたりすることがあるためです。解明師も人間ですから、いわれのない暴言にさらされたら、それが契機になって「なんだこのバカヤロー！」などの怒りの信念が到来してしまい、共感どころではなくなるかもしれません。その際でも、真面目に共感している「フリ」さえうまくできれば、それが契機になって、いずれ相手は解明師と通じあうことができたと錯覚してくれるでしょう。もちろん、フリが見破られたらおしまいでしょうけれど、普通「私はフリしています」と直に自白しないかぎりは疑惑程度で済みますから、たぶん大丈夫です（ちなみに僕はたぶんバレたことはないと思います）。皆さんは無理に受容しようとするストレスでバーンアウトしてしまうよりも、信念対立の解明という目的達成に向けて、だましだましやるようにしましょう。

（2）共感の種類

さて、共感技法のうち、【妥当】とは、信念対立に陥った人々の心情は解明師にも理解できるものだ、と伝えることです。たとえば、「そりゃ誰でも怒りますよ」「その状況だったら対立するのも無理ないですわ」「あなたが職場の人間関係でストレスに感じるのは当然でしょう」などが、【妥当】で行われる応答例です。

ただし、話し手の心情に理解を示すことが、相手の主張も認めてしまいかねないような状況のときは、注意が必要です。相手の主張を認めると、信念対立が成立したことも【妥当】してしまう恐れがあるためです。そのため、このようなケースでは、「仮にあなたが言うとおりだったとしたら、そのように不満な気持ちになるのも理解できます」「主張される内容が前提に来るならば、イライラする気持ちもわかります」などのように、相手の主張を仮定として扱って【妥当】を行うようにしてみましょう。もし、それで相手が怒るようであれば、【沈黙】を使って気持ちが整理できる機会を提供するなど工夫してみてください。

また、【尊重】とは相手に敬意を示すことです。信念対立を経験した人々は自尊心を傷つけられ、人格を否定されたと感じていることが少なくありません。信念対立は人々にとって、疑義の余地なき信念が否定される経験ですから、それによって自分の存在が傷つけられたような確信がとり憑きやすくなるためです。ですから、共感技法として【尊重】という手法が必要になってくるのです。

【尊重】では、「あなたほどの人がそう言うんですから、これは相当ひどい状況だと思います」「なるほど、そういう考え方もあり得ますね」「タフなあなたがそう言うんですから、ものすごく大変な体験だったのですね」「あなたの立場なら確かにそう言わざるを得ないと思います」などのように、話し手の立場に敬意を払うような言い方を行います。【尊重】のポイントは、相手の意見に敬いの気持ちを示すという点にあります。だから、相手の心情に理解を示す【妥当】とは、似ているようでかなり違うものになります。

次に【反映】です。これは、解明師が話し手の言動を観察し、それによって得られた事実を並べて文脈を読み解き、言外の感情や思考を推測して解明師の言葉で言い当てることです。つまり、相手が語った内容や観察された出来事を俯瞰《ふかん》して、そこに表れていない何かを推察し、読み当てるのです。これはかなり高度な技法になりますが、相手の言外の心情に対して配慮しているということ自体が、相手のなかに、解明師が「共感しようとしてくれた」という信念を起こしやすくしてくれます。だから、顔を真っ赤にして不満を訴える相手に、「あっ！ 今ちょっと照れてるでしょ（笑）」などのように的外れな言い当てでなければ、それほど悩まずに使用していくとよいでしょう。

ただし、【反映】で言外の感情や思考を的確に言い当てたとしても、それがあまりに真相を突きすぎていたり、率直に表現しすぎると、共感されたと感じる以前に気分を害してしまうことがあります。だから、【反映】は、話し手ができるだけ受け入れやすそうな表現を用いるようにします。それには、「もしかしたら○○のように感じていますか？」「ひょっとして○○と考えていませんか？」「これは私の推測にすぎませんが、もしかすると○○と理解していませんか？」などのように、相手に訂正の機会を提供しながら行うとよいでしょう。

なお、信念対立解明アプローチ（解明評価と解明術）では、【反映】でも行う、得られた情報から文脈を読解していく作業をたびたび用います。信念対立によっては、それに陥った人々が偏った情報しか持っておらず、得られた情報だけでなく、そこから読み取れる文脈を考慮していかざるを得ないことがあるためです。「講義12」では事例を通じて練習できるようにしましたので、ぜひ果敢にトレーニングしてください。

4　質問技法

質問は、上述の傾聴技法と共感技法をベースにし、信念対立の評価を行いたい、信念対立の解明を進めたいという目的のときに用います。質問には、【開かれた質問】と【閉ざされた質問】があります。技法の詳細は「講義8～11」で述べますので、ここではそのアウトラインのみ論じることにします。

【開かれた質問】とは、相手がある程度自由に答えることができる方法です。たとえば「どうしましたか？」「何がありましたか？」「具体的にはどういうことですか？」「そのときどう感じましたか？」「何を考えられましたか？」「もう少し説明してくれませんか？」「何があなたをそうさせたのだと思いますか？」などの問いかけ方があります。

【開かれた質問】のメリットは、信念対立する人々の世界観を理解でき、深い洞察を促すことができる点にあります。逆にデメリットは、話のポイントがズレることがある、知りたいことを知ることができない場合がある、まとまりのない会話になることがある、などです。

逆に【閉じられた質問】では、相手の応答の方向性が解明師によってコントロールされることになります。たとえば、「○○についてはどう感じますか？」「○○についてどのように考えているのですか？」「どうして○○のような問題が起こったと思いますか？」「○○を行おうと思った理由は何ですか？」「なぜ○○と言われることがそんなにムカツクんですか？」「○○に意味を感じるのはなぜ？」「どうして○○が大事だと思うのですか？」などの問いかけがあります。

【閉じられた質問】のメリットは、必要な情報を効率よく集めることができる、特定の内容について深く理解することができる、信念対立の深層に迫ることができる、解明師が会話をコントロールできる、などがあります。他方でデメリットとしては、質問内容によって語られる内容が制限される、相手が話したいことを話しにくくなる、などがあります。

信念対立解明アプローチの基本は、まず【開かれた質問】から始めて、徐々に【閉じられた質問】を織り交ぜながら必要な情報を集め、評価を進めていくことになります（「講義８」参照）。そして、信念対立とそれに陥った人々の把握が進めば、【開かれた質問】と【閉じられた質問】を駆使して、信念対立する人々が信念対立解明の三条件の自覚化に至れるよう仕掛けていきます（「講義9〜11」参照）。

もちろん、「講義8〜11」でも述べるように、相手に対して【開かれた質問】を投げかけても事態が進展していかないときは、【閉じられた質問】が中心になることもあります。また【閉じられた質問】は、相手が緊張してしまって話せないときも効力を発揮してくれるでしょう。しかし、そればかりでは信念対立する人々に深い洞察を促しがたいため、【閉じられた質問】から始めて会話が進みだしたら【開かれた質問】を織り交ぜていく、などの緩急をつける必要があります。

本講義では、信念対立解明アプローチに通底する解明交流法について論じてきました。冒頭でも論じたように、すべての解明交流法は人間である解明師が用いる以上、契機‐志向相関的に営まれます。解明態度を身体化した解明師は、自身が置かれた特定の状況と、その時々の目的や関心を冷静に見定めて、最も機能的な解明交流法を繰り出しやすくなっていることでしょう。

次の講義では、ここで述べた解明交流法を前提にしたうえで、信念対立とそれに陥った人々の把握で用いる評価技法について論じていきます。

講義 8

信念対立解明アプローチのアセスメント
――解明評価

1　解明評価とは何か

今回の講義の目的は、信念対立解明アプローチの評価技法である「解明評価」を詳述することです。解明評価とは、信念対立とそれに陥った人々の理解を深める技法の総称です。解明交流法でも強調したように、解明評価は解明師という人間が行う実践（構造化）なので、すべて契機－志向相関的です（「講義7」参照）。すなわち、解明師が遭遇する諸契機に応じて、解明評価の目的（志向性）を定め、それに応じて最も役立つであろう調査を行っていくわけです。それは、プライバシーが守られた面接室で行うこともあるかもしれませんが、普通はちょっとした日頃の会話から開始されるでしょう（僕は面接室で行ったことは一度もありません）。どのような状況でも、語られた内容が盗み聴きされないよう注意してください。

さて、信念対立解明アプローチは、信念対立に陥った人々（自分自身も含む）に働きかける方法です。そのためには、信念対立とそれに陥った人々の状態を調べる必要があります。つまり解明評価では、どのような信念対立が起こっており、関係者は誰なのか、またそれに陥った人々がどのような信念を持ち、どういった志向性に応じて構成されたものなのか、諸信念と志向性の構成にどのような諸契機が影響しているのか、を理解していくことが必要になってくるのです。

このうち諸契機には、志向性に相関的な諸信念の構成に影響する、諸要因が含まれます。だから、解明評価では、諸契機として過去の経験を把握することに加えて、人々に影響しているであろう現実的制約（物理的環境、社会的環境、文化的環境、時間、経済など）、雰囲気、運、タイミングも、理解することが必要になることがあります。

また、解明評価では、信念対立の全体像を押さえることも行います。信念対立は、それに陥った人々の関係性によって紡がれる産物といえますから、信念対立解明アプローチを仕掛けるにあたって、全貌がどうなっているのかも読み解いておく必要があるためです。それによってまれに、信念対立全体が「人々はどの道をたどっても悲劇にしか到達できず、むしろ信念対立解明アプローチは不幸な結末に至る時間を短縮するだけ」という構図になってしまっている、と解読できる場合があります。そういうときは、信念対立解明アプローチは無益ですから、僕は「何もしない」という選択を行うようにしています。解明師は、人々を不幸へと突き落とすだけの信念対立解明アプローチを仕掛けてはいけません。解明評価は、信念対立解明アプローチの適用・不適用の判断にも使うのです。

もうひとつ付け加えておくと、解明評価では、文脈を読み当てることが重要になってくることがたびたびあります。信念対立に陥った人々は混乱していたり、自身の利益を守ることに力点が寄ってしまうことがあり、得てして断片的で偏った情報を提供してくるためです。文脈の読み当ては、得られた情報のだいたいの傾向をつかんで、そこにあると合理的に説明できるけれど欠けてしまっている何かはないか、得られた情報の前後関係から読み取れる意味や背景はないか、などの観点から行っていきます。

2　解明評価の種類

基礎技法について論じる前に、もうひとつ確認しておくことがあります。

一般的にアセスメントには、質問紙などの評価尺度を用いて数量的に調査する構成的評価と、何気ない普段の会話や日常の観察によって調査する非構成的評価があります[1]。解明評価では、どのようなアセスメントの方法でも、信念対立とそれにはまった人々を理解できるのならば何でも活用する、というスタンスで取り組みます。その意味で、解明評価の基本技法は、構成的評価と非構成的評価にわたることになります。

ただし、信念対立は争いが伴うことも少なくありませんから、実際には評価尺度を用いようとしても拒否されたり、批判されると予想されます。たとえば、怒り心頭の人に「すみませんが、信念対立しているあなたの状態を理解したいので、この質問紙に答えてくれますか？」とお願いするシーンをイメージしてください。おそらく、より怒る人はいても、喜ぶ人はないでしょう。つまり、信念対立の真っ只中で質問紙などの構成的評価を実施するのは、難しいと考えられるのです。実際、僕も解明師としては、構成的評価を使用したことがありません。

もちろん、信念対立中でも使用に耐える構成的評価が開発されれば、話は変わります。でも、現状でそういう評価尺度の存在を、僕は寡聞にして知りません（知っている方がいたらご連絡ください）。ですから、本書で論じる解明評価は、構成的評価を用いず、非構成的評価を活かして遂行する方法を中心に扱っていきます。

3　信念対立の主題は何か

(1) 信念対立を同定する

解明評価ではまず、信念対立のテーマを同定します。それは、信念対立に陥った人々に確認することで見定めます。ただし、解明評価では語られた内容を理解すると同時に、語られなかった内容も文脈から読み当てるようにします。つまり、解明師は相手が語った信念対立のテーマを並べて、それを俯瞰《ふかん》しながら、「この内容なら本来、信念対立してもおかしくないようなテーマはあるか」を推察するようにもするのです。そうした作業を通して、解明師は信念対立の中心テーマを把握できるようになります。

以上のような作業は、①解明師は信念対立の関係者ではなく、友人・知人から対応を相談された場合、②解明師は信念対立の関係者である場合、のいずれかによって対応が若干変わってきます。まず①の場合、解明師は相談者を通じて作業を進めます。その際、理想的には相談者だけでなく、信念対立している相手からも情報を得ることです。しかし実際には、相談者が「相談したことを知られたくない」と言うことがあります。だから、相手から情報を得るのは難しいことがあります。そのようなとき解明師は、相談者が体感している信念対立の解明はできるだろうと伝えたうえで、(a) 相談者が巻き込まれている信念対立の本体の解明は、相談者自身で行う必要があること、(b) 解明師は後方支援ができること、を伝えるようにしましょう。そのうえで、相談者とのやりとりから信念対立の主題について読み当てていけばよいのです。

次に、②の場合ですが、解明師が信念対立解明アプローチの初心者であれば、関係する人々に、あらためて信念対立の中心を確認していくようにしたほうがよいでしょう。エントリー・レベルの解明師は、「講義

６」で論じた解明態度を習得できていない可能性があるため、問題の主題をクールに見定めることが難しく、他の関係者にとっては全然重要ではない問題を設定する恐れがあるためです。具体的方法としては、「何で争っているんだっけ？」「そもそも何が問題なんだろう？」「うーん、問題の中心は何だ？」などの問いかけが使えるでしょう。もちろん、信念対立が激烈であり、解明師と相対している相手とコミュニケーションを取ることすらできない状況であれば、解明師にとって近しい人たちに確認していけばよいでしょう。

他方、信念対立解明アプローチに慣れた解明師は、「講義６」で論じた解明態度がある程度身についているはずです。その場合、解明師は自身が信念対立の当事者であっても、解明態度を意識化することで、多少なりとも問題の中心をドライに見定められると思います。エキスパート・レベルの解明師の場合、関係者にも確認していくという方法だけでなく、解明師自身の経験を幾重にもスライスし、丁寧に内省を重ねることで、信念対立の中心テーマを同定していくこともできるでしょう。

（２）信念対立の中心テーマを把握する方法

では、信念対立の関係者に話を聞く場合、どういう切り口から迫れば信念対立の中心テーマ（主題）を同定できるでしょうか。

最初は、解明師の先入観で信念対立の主題を決めつけないようにするため、相手に対して「争点は○○だと思わないかな？」「結局、問題は○○だよね？」「この問題の中心テーマは○○だと思わないか？」などの閉じられた質問を用いないようにします。同一の信念対立にかかわっていても、人間によって構成される内実は変わりうるためです（「講義１」参照）。

このようにいうと、そんなことは当たり前だと思う人がいるかもしれません。しかし、（特に）解明師が信念対立の当事者の場合、関係する人々と問題を共有していると確信してしまいやすいため、相手に閉じられた質問を繰り出してしまいがちです。閉じられた質問は、それが外れた場合に修正の可能性を得がたいですし、人々によって異なる信念対立の立ち現れ方を、つかみそこねてしまいかねません。

そこで、解明師が信念対立の主題を把握する際は、まず相手に開かれた質問を投げかけるようにします。具体的には、「どうしたの？」「何が問題になっているんだろう？」「どんなことが起こっているのかね？」「争点は何だと思うの？」「意見がぶつかるポイントはどこにあるの？」「争点は何？」などがあるでしょう。相手がそれに答えてくれれば、解明師は信念対立の主題の理解を進めていくことができます。

(3) 相手が混乱しているときの対処法

しかし、信念対立のなかにはさまざまな利害が複雑にからみあい、枝葉の問題がたくさん起こっていることがあり、それにかかわる当事者たちでさえ、いったい何が問題になっているのかわからなくなっていることがあります。そういうときは、相手の混乱した機微に輪郭を与えるかたちで解明評価していきます。たとえば、相手の様子を観察したうえで、「ひどくイライラしているようだけど、どうしたの？」「とても不安そうに見えるけども、その理由を詳しく聴かせてくれませんか？」「えらく困っているみたいだけど、何があったの？」「浮かない表情だけど、何か気がかりなことがあるの？」などの言葉掛けが使えるでしょう。

このように、解明師が相手の機微に触れながら解明評価を進めていけば、相手は徐々に信頼感がわいてくるでしょうから、ストレスや不安に襲われた契機などを伝えようと努力してくれるようになるはずです。それによって、信念対立の主題の把握にめがけて、やりとりが進展していくと期待できます。

それでもなお、相手の話に要領が得られないようであれば、相手の語りを踏まえたうえで、「ということは、○○ということですか？」とか、「あなたは○○というふうにとらえているのですね？」などと要約しながら問いかけるとよいでしょう。それによって、相手は自分の語った内容を整理する機会を得られますから、それを踏まえたうえで自身が陥った信念対立の主題を話しやすくなるはずです。

以上のような方法で、相手が語り進めることができれば、混乱のうちにある高ぶる感情が落ちつき、思考も整理されるでしょうから、それによって信念対立の中心テーマを把握できるようになることがあります。そうなれば、解明師は相手に対して開かれた質問を中心に投げかけながら、信念対立の中心テーマをじっくり考えてもらう機会を提供し、丁寧に取り出してもらうようにするとよいでしょう。

もちろん、それは解明師自身にも当てはまり、解明師が信念対立の当事者の場合、自ら主題を問い、つかんでいく過程で、思考と感情がクリアになってくるはずです。そういう点でも、最初に信念対立のテーマについて考える意義があるといえるのです。

なお、信念対立のテーマについて解明評価していくと、いろいろな内容が語られることがあります。なかには、関係ない内容をペラペラしゃべり続ける人や、話題がなかなか核心に向かわない人もあるでしょう。そういうときは、「ところで、私は何が問題か知りたかったんだけど、そもそもどういう問題なんだったけ？」「いろいろあってよくわかんなくなっちゃった。私は一番の争点を知りたいと思うんだけれども、もう一度ポイントだけ教えてくれないか？」などと言って話題を切り替えてみましょう。

（4）信念対立のテーマを整理する

以上のように解明評価を進めていけば、信念対立の争点がいろいろと明らかになってきます。その際、通常は信念対立の主題として一つの話題のみが語られることはありません。だから、信念対立のテーマを明らかにするために、語られた内容を整理していく必要があります。整理は、信念対立解明アプローチに習熟してくれば頭の中で行うことができます。

他方、習熟に至るまでの間は、語られた内容から信念対立のさまざまなテーマを付箋《ふせん》に書き起こして直感的に整理していくとよいでしょう。信念対立の諸テーマを付箋に書き出したら、その前後関係を検討しながら中心テーマと派生テーマを整理していきます。中心テーマと派生テーマの違いは、その信念対立が解消されたら他の信念対立も解消されてしまうかどうか、という観点から見分けることができます。つまり、信念対立の諸テーマの前後関係を確認していき、一番基底にあるであろうテーマが見つかれば、それがその信念対立の中心問題だという話になるのです。付箋を用いた整理法は、視覚で確認しながら直感的に行うのがポイントですから、どんどん付箋を貼ったりはがしたりしながら行うようにするとよいでしょう。また、これは信念対立の主題を同定することが目的ですから、枝葉のテーマの関係はさしあたり気にしないようにするとよいです。

(5) 信念対立の主題を相手が明らかにしたがらないときは

なお、解明師に信念対立の相談を持ちかけてきたにもかかわらず、核心的内容を話したがらない人に出会うことも、ときどきあります。そういうときは、無理やり聞き出すようなことはせず、何も気にすることなく通りすぎるようにすればよいでしょう。信念対立解明アプローチは、少しでも各人が生きやすくなるために利用するひとつの技法ですから、話さないことが相手の生きやすさにつながるのであれば、余計なお節介はしないに越したことはありません。解明師という専門家になるのであれば、引き際の見極めが大切です。

4　関係者は誰か

（1）関係者の調べ方

解明師は、信念対立の主題の把握と並んで、「信念対立に関係する人々は誰か」も理解していく必要があります。解明師自身が当事者のひとりであれば、これはある程度すぐにわかるでしょう。そうでなければ、相談してきた方に直接確認する必要があります。確認の仕方は、「この問題には誰がかかわっていますか？」「この件には何人がかかわっているのですか？」「あなたの相手は誰ですか？」「どんな人たちが関係していますか？」などがあるでしょう。

しかし、信念対立の渦中にある人々は混乱していることがあり、関係者が誰かも正確につかめていないこともあります。そこで、そういうときは「誰が関係していそうですか？」「どういう人たちがかかわっていそうですか？」「わかる範囲でいいので関係者を教えてくれませんか？」などのように、さしあたり想定しうるであろう関係者を聞くようにしましょう。もちろん、そうして語られた内容はあとで修正される可能性はありますが、まったく手がかりがない状態よりは理解しやすくなるでしょう。

なお、信念対立は生ものですから、関係者は信念対立解明アプローチが進んでいくプロセスで変わることもあります。ですから、最初に挙がった人たちが「信念対立に関係する人々だ」と決めつけずに、変わりうる可能性もあると思い定めておくようにしましょう。

（2）関係者の言葉の使い方も押さえる

信念対立の関係者を明らかにすると同時に、それに該当する人々の言葉の使い方も把握するようにしましょう。言葉の使い方を把握することができれば、それを手がかりにして、相手の信念がどのような体験や知識の影響を受けているのかを推察できることがあるためです。それにより、信念対立が発生する理由を推し量れることもあります。

たとえば、看護師が患者の対応をめぐって同僚と信念対立しているケースで、「環境」や「適応」「役割様式」などの言葉を使って説明しているならば、ロイの適応看護理論[2]の影響を受けている可能性を推察することができるでしょう。この理論は、システム論的観点から患者をとらえますから、要素還元主義的観点から患者をとらえる相手と信念対立している可能性を予測できます。あるいは、作業療法士が同僚の作業療法士と作業療法のやり方をめぐって信念対立しているケースで、「作業遂行の観察」「真のトップダウンアプローチ」などの言葉を使っているようであれば、フィッシャーの作業療法介入プロセスモデル[3]の影響のもとにある可能性を予測することができるはずです。同時に、作業療法介入プロセスモデルは、作業療法において唯一のトップダウンアプローチであり、作業遂行の観察を要請するものだと主張していますから、ボトムアップアプローチで心身機能の観察に主眼を置く相手と、信念対立している可能性も予想できます。

加えて、信念対立解明アプローチの解明術（「講義9・10・11」参照）では、基本的に信念対立する人々と交流を重ねることで、その問題を解き明かしていきます。そのためには、相手にわかる言葉を使って仕掛けていく必要があります。そうでなければ、相手のうちにとり憑いた信念を取り払うことができないためです。相手が使用する言葉を織り交ぜながら語りかけると、同じことについて話しているという確信を生み出し、相手の洞察を促しやすくなることが期待できます。つまり、言葉の使い方を把握できれば、そこから先はあたりをつけながら解明評価もできますし、解明術でも活用できるのです。ですから、信念対立の関係者を押さえるときは、相手の話に耳を傾けて語りの内容を理解するのに加えて、どのような言葉をどう使っているのかも把握するようにしましょう。

（3）信念対立との関係を整理する

信念対立に関係する人がわかれば、先ほど整理した信念対立のテーマとにらめっこしながら、信念対立のどのあたりにどの人がかかわってくるのかを、整理しておきましょう。関係者と一言で表しても、信念対立の成立に深くかかわっている人から、ほんの少しだけ巻き込まれたような感じの人まで、さまざまな立場の方がいます。信念対立解明アプローチは、信念対立の中心にいる人に仕掛けたり、逆に周辺にいる人々に遂行することもあります。したがって、信念対立の成立のどのあたりに、どのような人々が、どの程度かかわっているのかを知ることは重要です。

5　信念対立する人々が持つ信念を把握する方法

（1）信念対立化した信念を同定する

信念対立の主題を理解するのに合わせて、その成立に貢献している疑義の余地なき諸信念を見定めていきましょう。これは、話し手が「あいつはわかってない」「あんなこと言うなんて信じられない」「ちょっと非常識すぎる」「あの人は理解していない」「しょせんわかりあうなんて無理だと思う」などの言い方をしたときに、その理由を押さえるようにすればできます。信念対立は疑義の余地なき諸信念が矛盾しあって生じますから、どうしても通じあえないなどの確信がとり憑くため、そうした言動に着目していけば、信念対立化した信念にたどりつきやすいのです。

一見すると難しそうに思うかもしれませんが、やってみればそれほど困難ではありません。以下に、実際の解明評価を例示しますから、皆さんは上記の観点から信念対立の主題の把握に合わせて、それに至った疑義の余地なき信念を同定してみてください。

リハビリテーション医　「当院のリハビリテーション・セラピスト（作業療法士、理学療法士、言語聴覚士）は駄目だ。大切なことは何もわかっちゃいない」

解明師　「どういうことですか？」

リハビリテーション医　「リハビリテーションはもともと私たち医師が行っていたんだ。私は今も自分で患者のリハビリテーションを行っている」

解明師　「すばらしい！　でもそれじゃ先生、忙しいでしょう？」

リハビリテーション医　「あぁ、忙しいよ！　だけど、彼らには任せていられないんだ」

解明師　「どうしてそう思うのですか？」

リハビリテーション医　「彼らは患者の体にしか関心がないからだ。私は生活の再建こそがリハビリテーションだと考えてやってきた。そこまでやらなきゃ、リハビリテーションなんて詐欺みたいなもんだ」

解明師　「それをリハビリテーション・セラピストに言われましたか？」

リハビリテーション医　「もちろん繰り返し言っている。しかし、彼らは全然わかろうとしないんだ」

ではさっそくですが、上記のリハビリテーション医の疑義の余地なき信念は何だと考えますか。簡単ですよね。リハビリテーション医はいろいろ主張していますが、つまるところ「リハビリテーションでは生活の再建を行うべきだ」という信念が信念対立に結びついていると考えられます。それは、その信念をめぐって「わかっていない」という言動が繰り返し出てくることからも、理解できると思われます。

もうひとつ練習として、このリハビリテーション医に批判されている、一人のリハビリテーション・セラピストの意見も見てみましょう。

理学療法士　「あの先生、ちょっとおかしいんですよ」

解明師　「もう少し詳しくお願いします」

理学療法士　「確かに生活の再建はリハビリテーションの役割だと思います。だけど、患者の状態によっては、それよりも身体機能の回復を促したほうがいい場合もあるんです。何でもかんでも生活の再建って言えばいいってもんじゃない」

解明師　「なるほど」

理学療法士　「それに、ちょっと……」

解明師　「……（沈黙）……」

理学療法士　「まぁ、いろいろあるわけですよ」

解明師　「……リハビリテーション医の言い方が引っかかるわけですね？」

理学療法士　「！」

解明師　「……リハビリテーション・セラピストの方たちの意図を汲もうとしない。だから、やってられない気持ちになってしまう。そういうことでしょうか？」

理学療法士　「そう！　そうなんです!!　あの見下した言い方が余計に腹が立つんです」

では、上記の観点から疑義の余地を失った信念を同定してみましょう。僕はそれを、「リハビリテーション医は、リハビリテーション・セラピストの判断を尊重するべきだ」と言い当てることができるだろうと思いました。理学療法士が「生活の再建はリハビリテーションの役割だと思います」と言っていることからわかるように、リハビリテーション医の主張に一定の共感はあるようです。しかし、「何でもかんでも生活の再建って言えばいいってもんじゃない」とか、「あの見下した言い方が余計に腹が立つんです」などから推察できるように、リハビリテーション・セラピストの判断を踏みにじるような態度に、反感を覚えていると理解できるでしょう。

つまり、上記の信念対立は、リハビリテーションの判断をめぐる争いが主題であり、「リハビリテーションでは生活の再建を行うべきだ」という信念と、「リハビリテーション医はリハビリテーション・セラピストの判断を尊重するべきだ」という信念がぶつかっているために起こっていると考えられるのです。このように信念対立化した信念は、その主題の把握に合わせながら、当事者たちが「わかりあえない」などの反発を覚えるポイントに的をしぼることで、理解しやすくなります。

（2）信念の同定が順当に同定できない場合

以上のような解明評価を通しても、信念をうまく同定できないときがあります。そういうケースは、①優柔不断な信念が疑義の余地を失っている、②感情に圧倒されており、言葉でうまく伝えられなくなっている、

③相手が自身の信念を自覚できておらず、解明師にも文脈から読み解きにくい、などのパターンが考えられます。

（A）優柔不断な信念

まず、優柔不断な信念が疑義の余地を失っている場合、解明師は「つかみどころがない」「よくわからない」という印象を持ってしまうかもしれません。しかし、それはそういう信念として、そのまま扱うようにしましょう。このケースの見抜き方は、はっきりしない主張が行われているかどうかを確認し、それに対して特に疑問を持っていないかどうかをチェックするというものです。一例を挙げると、以下のようになります。

解明師　「どうして言い争っているの？」
看護師Ａ　「私は患者の理解を深めるためには、科学的看護論などの理論に基づいて看護する必要があるって、この人に指導しているんですよ。だけど、全然理解できないようで」
看護師Ｂ　「う～ん、そう言われましても……」
看護師Ａ　「理論がなかったら、患者理解は看護師個人の力量に任されてしまいますよ」
看護師Ｂ　「私は理論なんて知りませんけども看護やってきましたが……」
看護師Ａ　「じゃ、理論はいらないとでも言うのですか？」
看護師Ｂ　「そうは言ってないと思いますけど」
看護師Ａ　「では、看護理論に基づく必要があると認めているんですね？」
看護師Ｂ　「そんなこと言われましても……」

看護師Ａ「そんなことって……あなたすぐそうやって言葉をにごすけど，プロの自覚がないんですか?」
看護師Ｂ「プロの自覚って……あるとも断言しにくいですし，ないというわけでもないような……」
看護師Ａ（解明師に対して）「……聞きました? ずっとこの調子なんです……」
看護師Ｂ「でも，実践って曖昧で当然でしょ……」

この例では，看護師Aは，「看護実践は看護理論に基づくべき」という信念が要因になり，信念対立の渦中に飛び込んでいると思われます。他方，一見すると看護師Bは，看護師Aのように明確な信念を表明していないように見えます。

しかし，よく読めばわかるように，看護師Bは首尾一貫して，つかみどころがない信念を明確に示していると理解することができます。構造構成的人間論では，不明瞭という状態も，特定の状況下で何らかの志向性を持つ人間が構成した構造（信念）の一種だからです（「講義4」参照）。しかも看護師Bは，実践も漠然としたものだと表現していますから，つかみどころがない信念に対して疑問を持っていないと理解することもできるでしょう。

このようなケースでは，信念がないとか，信念がつかめないと考えるのではなく，煮え切らない信念が懐疑性を失い，信念対立に結びついていると考えるとよいでしょう。

（B）感情に圧倒された信念

次は感情が高ぶりすぎて，まともにやりとりできなくなっている場合です。相手が泣いているときは，感情の高ぶりが落ちつくまで解明交流法（傾聴と共感）をじっくり用い，言外の信念を推察し，読み当てていくようにしましょう。その際，相手に同情しすぎたり，過保護になりすぎると，読み解きが偏ってしまうことがありますから注意が必要です。解明師に解明態度が身についていれば，自身がどのような傾向を持っているかをその都度自覚しやすくなっているはずですから，感情移入しすぎて的はずれな解釈を行う事態を避けやすくなるでしょう。

また信念対立解明アプローチでは，人々の怒りにさらされることがあります。信念対立に陥った人々は大切な信念を傷つけられたと感じ，その反動で激怒することがあるのです。そういうときは，どう対応すればいいでしょうか。結論からいえば，解明師が身の危険を感じるぐらい激怒するようであれば，応援を呼ぶか，さっさと引き上げるようにしましょう。引き際を見誤って暴力沙汰に巻き込まれたら大変です。

介護福祉士　「お前，ほんまにムカつく奴のぉ，ゴォラッッ!!」
理学療法士　「おのれは誰にものぬかしとんじゃ!!!!」
解明師　「ちょっと二人ともどうしたの?」
介護福祉士　「どうしたもこうしたもあるかえっ! お前もまとめてど突きまわしたろか!!」
解明師　「(斜め後ろに身を引く)」
理学療法士　「やるんやったらやってみんかい!!!」
介護福祉士　「上等じゃ!!!!!」（と言って理学療法士の胸ぐらをつかむ）
解明師　「皆さーん，ちょっと来てくださーい!!」

もちろん，身の危険を感じるほどでなければ，解明師は丁寧に解明交流法（傾聴と共感）を繰り出し，観察を通して激高の向こう側にあるであろう信念を見抜いていくようにします。ただし，相手が怒っている最中に、解明師が読み解いた相手の信念を投げかけるのは止めておきましょう。推測した信念が外れていたら「やっぱりお前はわかってない！」などと言い出し、怒りが増長しかねないためです。怒りの向こうにある信念は、相手の怒りが落ちついてから確認するようにしましょう。

また、解明師が信念対立の関係者であり、相手の怒りが解明師に向かっているときは、暴力に備えた態勢を保つようにしましょう。そういうときは、相手は今にも突っかかってきそうな勢いで怒鳴りちらしてきているでしょうから、相手の暴言を真に受けない、相手の拳や足蹴りがスムースに届く範囲に身を置かない、相手の真正面に立たない、最後の最後まで背中を見せないなどの注意が必要です。そして、無理に解明術（「講義9～11」参照）を仕掛けようとせず、チャンスがきたら他の人に援助を求めたり、さっさと逃げるなどしましょう。

（C）信念に無自覚で、なおかつ文脈からも読み解きがたい

最後に、相手が自身の信念を自覚できず、解明師も得られた事柄の前後関係から把握しがたい場合です。このときは、相手の主張をひととおり聞いたうえで、おそらく相手の信念とは相反するであろう主張をざっくりと推測して投げかけてみる、というやり方があります。つまり、信念にコントラストをつけることで、相手の信念に輪郭を与えて把握しやすくなるよう試みてみるのです。そして、それによって信念を把握できたら、それを相手に返すようにするとよいでしょう。一例を示せば、以下のようになります。

介護福祉士　「スタッフ間でいつもギクシャクしていますから、チームアプローチに意味があるのかわからなくなってきました」

解明師　「じゃ、この施設では無駄だからチームアプローチなんてやめちゃいますか」

介護福祉士「いや、チームアプローチは必要ですよ」
解明師「どうして？」
介護福祉士「介護の仕事は一人で仕事できませんから」
解明師「チームアプローチには『助けあう』っていう意味があるのですね」

異なる信念をぶつけるときは、意地の悪い表現や、皮肉っぽい口調にならないよう注意しながらやりましょう。また、あえて反対の信念らしき内容を返すわけですから、攻撃的なニュアンスにならないようにしましょう。そうする目的は信念の探索だということを忘れないでください。

（3）同定した信念を整理する

人々の信念対立化した信念を同定できれば、慣れない間は、信念対立と諸信念の関係をいったん整理しておくとよいでしょう。この整理は、信念対立の主題と関係者をまとめた内容に、つけ加えるかたちで行うとやりやすいと思われます。

6　信念対立化した信念の志向性を理解する方法

（1）当事者に志向性を同定させる方法

信念対立に陥った信念の把握に重ねて、志向性の同定を行っていきます。これは基本的に、相手に考えてもらうという方法を用いることになります。その方法は、何らかの信念が示されたら、どういう志向性（目的・関心・欲望・身体）があるからそういえるのかを洞察してもらい、語るよう促すというものです。たとえば、次のようなやりとりがそれにあたります。

医師「医療者なら患者が必要ならいつでも連絡できるよう連絡先を教えるべきです」
解明師「そもそもそれは何のためなのですか?」
医師「患者が不安にさいなまれないようにするためですね」

看護師「あの患者はちょっと動かしただけで『痛い痛い』って大げさに騒ぎすぎる。いい加減うんざりしてきた」
解明師「ところで、痛みって何でしょうね」
看護師「そりゃ身体の防御反応の一種でしょ。だけど、私はそんなに痛がらないわよ」

以上のような語りが得られたら、各人の信念がどのような志向性に応じて構成されたのかを、理解することができます。たとえば、医師の志向性は「患者の不安を軽減すること」にあり、それに応じて「患者からいつでも連絡できるようにすべき」という価値（信念）が成立していることが理解できます。また、看護師の志向性は「私の身体が感じる痛み」にあり、それがベースになり、信念として「患者は痛がりすぎ」という意味と、「痛み」の存在を受け取っていることが理解できると思います。

このように、相手が表明した信念の理由を問うことが契機になって、それに相関する志向性を逆算的に洞察するように促すことができます。その方法として、上記の例で示した「何のために?」などのほかに、「どういう目的があるの？」「何に関心があるのかな？」「どういう希望があるの？」「どんな観点から見ればそうなるのだろう？」などといった質問があるでしょう。志向性への洞察は、相手に新たな気づきももたらしますから、うまくいけば解明評価から解明術壱号へとダイレクトに展開していくこともできます（「講義９」参照）。

なお、一度きりの質問で、志向性が十分理解できるほど語り尽くされることは、まずあり得ません。繰り返し述べているように、普段、信念の契機－志向相関的な構成という側面は、意識の外に押しやられているためです。そのため多くの場合は、説明不足だったり、抽象的すぎて具体的なことがわからなかったり、ときに関係ない話だったりします。

そこで、解明師からの「どういう目的があるの？」などの問いかけで、相手の洞察と語りが始まったら、「具体的にはどういうこと？」「もう少し説明してもらえますか？」「そこのところ、もうちょっと突っこんで考えられないかな？」などの質問を繰り出すようにしましょう。また、ある程度ポイントを絞り込むことができれば、「○○についてもう少し教えてください」「○○はどう考えているの？」「○○はどういう理由によるのかな？」などの質問も織り交ぜるとよいでしょう。

(2) 当事者が志向性を同定できないときはどうするのか

これまでも強調しているように、私たち人間は通常、自身の志向相関的に信念を構成しているという人間原理に無自覚です（「講義２・４」参照）。そのため、解明師が相手に自身の志向相関的側面を洞察させようとしても、うまくできないことが十分に起こり得ます。無自覚な状態から自覚させようとするわけですから、それは仕方のないことです。そういうとき解明師は、信念対立のテーマや相手が表明した諸信念から脈絡を読み解いて、相手の志向性を逆算的（探索的）に言い当てて、その内容を確認してもらうという方法を用いることになります。この逆算のポイントは、これまで把握した事柄を並べて前後関係を整理し、どういう志向性を置けば信念の理解が深まるか、という観点から遂行するところにあります（「講義12」で練習してください）。

たとえば、「クライエントの意思決定を尊重すべきだ」という信念から逆算して「医療者の専門的判断を活かしたい」という志向性があると想定したら、チグハグな印象を受けることでしょう。なぜなら、信念はクライエント中心の価値観であるのに対して、想定された志向性は専門職中心に関心があると考えているため、信念と志向性の間に大きな乖離が起こるからです。解明師の責任で信念から志向性を逆算するときは、このような乖離が起こらないように遂行することが求められます。

また、逆算した内容を伝えるときは、常に他の可能性への配慮を示しながら行います。伝える内容は、あくまでも解明師が契機－志向相関的に構成した解釈（構造）ですから、相手のそれとは異なる可能性があるためです。さらにいえば、解明師が相手の志向性の言語化を試みれば、それが契機になって自身の志向性を自力で探りやすくなります。だから、解明師の言い当ての後に、それとは異なる志向性に気づくこともありうるのです。このとき、解明師がその他の志向性の可能性を考えていると示唆することができていれば、相手も「実はちょっと気づいたのですが……」と訂正しやすくなりますし、自身の志向性を表明するチャンスを持てることにもなります。

具体的には、患者が、「こころの病気になってから誰も相手にしてくれなくなった。一人ぼっちなら生きていてもしょうがない。死にたい」と曇った表情で言い、患者に生きることを望む医療者のうちに信念対立が起こってきたとしましょう。それを受けて解明師は、信念の志向相関的側面に着目して、「なぜ、誰も相手にしてくれないから『死にたい』とまで思ってしまうのだろう。その背景にはどのような関心があるのだろう？」と考えてみるのです。すると、たとえば周囲の人々とのつながりにとても強い関心があるのではないか、と考えることができるはずです。そこからもっと推理を働かせ、「温かい人間関係に関心があるのかな」とか、「患者は、医療者も患者に関心を持っていないと感じてしまっているのかもしれない」などとあたりをつけ、「私はあなたが今すごく寂しい気持ちなのかなと思いましたが……違うかな？」とか、「私にはあなたが人々とのつながりにすごく関心があるように見えますが、どうでしょう？」などと、他の可能性への示唆も含ませながら言葉掛けしてみるのです。

繰り返しますが、解明師が読解した内容は、解明師自身が契機－志向相関的に構成した解釈（構造）ですから、違っているかもしれません。でも、自力で志向性を同定できない相手には、その他の可能性への配慮をにじませながら、信念から逆算してうまく妥当しそうな志向性を読み当てていく方法が、次の一歩への契機になりますし、おそらくこれ以外に方法はありません。なお、以下には信念から志向性を逆算しているものの、言い方がまずいゆえに失敗している例を示しておきます。皆さんは「どう言えばよかったのか」を考えてみてください。

臨床心理士　「仕事中に酒を飲むほうが絶対に間違っている。僕がそう指摘したら、彼は『なんでそんなにムキになるんだ』と言うんです。単に間違っているから間違っているって教えてあげたのに、どうして理解できないんだ」

解明師　「あなたは自分の判断を貫くことにしか、関心がないのですね」

理学療法士「腰が痛いからってトランスファーできないなんて、普通言うか？ だったら、理学療法士なんて辞めちまえ」

解明師「あなたが、人々の身体構造は共通していると考えていることがわかりました」

医師「チーム医療は、医師が責任を持ってトップダウンで行うのが一番効率がよいに決まっている。最近のコメディカルは対等でいたがるが、間違った教育の弊害だ。彼らと医師では、持っている知識量と技術力が違うんだよ」

解明師「あなたはすさまじい支配欲をお持ちですね」

（3）信念と志向性の相関関係を整理する

以上のような方法によって信念の構成に相関する志向性を同定できれば、その相関関係を整理します。一つの信念に対して同定される志向性は一つとは限りませんし、複数の信念に対して一つの志向性が妥当することも起こり得ます。ですから、志向性と信念の相関関係を整理するときは、そうしたことも念頭に置きながら行うようにしましょう。

なお、慣れない間は相関関係の複雑さに混乱してしまい、この後どう解明術を仕掛ければいいのかがわからなくなってしまうこともあります。そのときは、前述したように付箋《ふせん》に書き出すなどして、視覚的に整理していくようにすればよいでしょう。

7　人々の諸信念と志向性の構成に、どのような契機が影響しているのか

（1）当事者に洞察を促して諸契機を同定してもらう

解明師は、相手の志向相関的な信念の構成の把握に合わせて、それの成立に影響した諸契機についても理解していきます。その方法は、信念の志向相関的な構造化の側面が同定できたら、それに至った理由やきっかけについても、洞察を促していくというものです。具体的には、「それに至るまでにどんな経緯があったの？」「何かきっかけになるような出来事はあったのかな？」「どういう経過でそうなったの？」「どうしてそんなふうになったのだろうか？」「何らかの要因が影響したの？」などの質問が役に立つでしょう。

作業療法士　「患者に説明責任を果たすために、エビデンスに基づいた実践が必要なんだ」
解明師　「どうしてそう思うようになったの？」
作業療法士　「他職種から『作業療法士は遊んでばかりでいいね』と言われ続けているからです」

医師　「看護師に、一から十まで指示を出すよう求められるのはつらい。こっちも、とっさにどう指示していいかわからないときだってある」
看護師　「医師には嫌がられても、連携するためには次の指示を繰り返し確認しなきゃいけない」
解明師　「そこまで指示を求めるなんて、そうなるような何かきっかけはあったの？」
看護師　「新人看護師の頃ですが、医師との意思疎通がうまくいかなくて患者に迷惑をかけたことがあったか

らです」

臨床心理士　「うちのクリニックは予約制なのに、時間に遅れてくる患者がいます。私はそういうときはカウンセリングをしないようにしています」

事務員　「そうは言っても先生、患者もわざわざ来ているわけですから。先生が断ると苦情がこっちに来るんですよ」

解明師　「ところで、先生はどういう経緯で時間を厳守するようになったのですか?」

臨床心理士　「クリニックを開設したばかりの頃に、境界性人格障害の方が来られてね。その頃は、私も駆け出しだったからつい患者のペースにのまれてしまい、予約がないのにいきなり押しかけてきたりとか、夜中に何度も電話かけられて大変だったんですよ。それで、治療構造をもっとしっかりさせるために、時間厳守の方針を貫くようになりました」

解明師　「それが契機になって、今のスタンスになったわけですね」

臨床心理士　「はい、そうです」

事務員　「大変な目に遭っていたのですね」

以上のように、人間（契機‐志向相関的に現象を構造化する主体）の理解は、信念が志向相関的に構成された側面を把握するに加えて、そうした志向性と信念の構成に影響した諸契機を把握することで、より深いものになっていきます。

たとえば、作業療法士の志向性は「説明責任を果たすこと」にあり、それに応じて「エビデンスに基づいた実践の重要性」が信念として到来していました。これだけでも、つじつまは合っているわけですが、そこに他職種から皮肉られたという契機があったと知ることによって、さらに納得のいくものになったと思われます。信念対立解明アプローチにおいて、人間とは契機－志向相関的に現象を信念化（構造化）する主体ですから、それらを押さえることによって人間の全体像を理解できるのです。

もちろん、上記の例のように、すべての人々がスムースに話してくれるわけではありません。解明師には言いたくない契機もあるでしょうし、忘れていることもあるかもしれないためです。相手の語りのリズムが滞ったときは、「もう少し詳しく聞かせてくれませんか？」「その部分について教えてほしいのですが？」「もうちょっとお願いします」などのように促進してみるとよいでしょう。相手が真剣に拒むつもりがなければ、それに応じるようにして語ってくれるはずです。

なお、解明師の問いかけに対して、相手が当たり障りのない一般論のような契機について語るときがあります。たとえば相手が、「患者に対して平等にかかわるために、一人ひとりの患者の意向を尊重する必要などない。専門家の目から見て必要と判断した治療を提供するのが、最も平等な医療になる」と言い、それに対して解明師が「どうしてそのように考えるようになったのですか？」と問うと、相手が「患者中心が行き詰まったから、専門職中心の実践を行うのは一般的なことでしょ」などと答えるようなときが、それにあたります。

解明評価で押さえたい契機は、一般論で答えられるような内容ではなく、その一個人にとってのいきさつです。当たり障りのない一般論を語られても、信念対立に陥った相手の理解にはつながらないからです。上記の例でいえば、解明評価で知りたいのは、「行き詰まったと思うような出来事として何があったのか？」ということです。だから、もし契機として一般論を語り出したら、「具体的には何があったのですか？」「あなた自身はどうなんですか?」「私が聞いているのはあなた自身のことです」「一般的な話はよくわかりました。ですが、あなた個人についてはどうなんですか?」「もう少し個人的なきっかけについて教えてくれませんか?」などの言葉掛けを行うようにしてください。

(2) 解明師のいざないによって諸契機を同定していく

しかしながら、解明師が洞察を促しても、相手が自身に影響を与えた契機を同定できない場合があります。たとえば相手が、「うちの病院の看護師は、患者に対する個人的感情を何でもかんでも言いすぎます。だって、ナースステーションに行ったら、『あの患者は嫌い』『こっちの患者は好き』などと言い合っているんですよ。私は職場の雰囲気を良くするためには、そういう個人の感情は職場で持ち出すべきでないと思います」と言ったとしましょう。それについて解明師が、「そういうふうに考えるようになったきっかけってあるの?」と聞いたところ、相手が「生まれつきそういう考えです」と答えるようなケースがそれにあたります。「講義4」で論じたように、信念対立解明アプローチでは、人間はさまざまな契機にふれ、志向性を育み、信念を受け取って生きている、と考えています。だから、ここでもその人間観のもとにおけば、「生まれつきそういう考え」なんていうことはほとんどあり得ず、必ず何らかの諸契機が影響していると考えられるのです。

では、解明師は相手が同定できない諸契機を、いかにして把握していくのでしょうか。そのポイントは、「どのような契機に遭遇すると、このような志向性とそれに相関的な信念が構成されるだろうか?」という観点から考えていく、というものになります。その際「私だったらどうだろう?」と考えてみてもよいですし、過去に相手と似た人を知っていれば、その人を手がかりにして推察していってもよいでしょう。いずれにしても、「どういったきっかけがあれば、このような信念が志向相関的に構成されるか？」「どういう経過をたどれば、この人のような志向性と信念が成立するだろうか？」「相手の信念に相関的な志向性が形成されるには、どのような出来事から影響を受ける必要があるだろうか？」などの切り口から探索的に洞察していくことになります。

なお、上記のような観点から解明師が取り出した相手の契機の内容は、あたかも相手が実際に経験した内容として決めつけないようにする必要があります。私たちは、非常に説明率の高い契機を推察できると、あたかもそれが真実かのような錯覚（信念の一種）にとり憑かれてしまうおそれがあります。しかし、それはどこまでも解明師の契機－志向に応じて構成されたものですから、相手の契機そのものではないという受け取りが必要です。

したがって、解明師が把握した契機を相手に投げかけるときは、訂正できる余地を残した表現にします。たとえば、「あなたにこれまで聞いたことから、◯◯のようなきっかけがあってそう考えるようになったのかなぁと思ったのですが、思いあたる節はありませんか？」「あなたのように考えられるようになるには、◯◯のような経過が背景にあるかもしれないと考えたのですけど、いかがですか？」「違っていたら訂正してほしいのですが、そういう価値観になるには◯◯などのような段階を踏んでいるのではないかと思いました。実際のところはどうなのでしょうか？」などのように、修正の余地を残した言い方にしましょう。

（3）契機－志向相関的に構成された信念の関係を整理する

契機の把握が進んでいったら、信念の契機－志向相関的な関係を整理するようにしておくとよいでしょう。ここにくるまでに信念の志向相関的な側面は整理されているはずですから、それにどのような契機が影響したのかを考えるだけで、できると思います。頭の中で整理するのが難しければ、関係する信念の契機－志向相関的な構成を付箋《ふせん》に書き出してまとめておき、視覚的に把握できるようにするとよいでしょう。

8　信念対立の全体像はどうなっているのか

（1）信念対立の全体像を把握する方法

ここまで、信念対立のテーマは何か、関係者は誰か、信念は何か、どのような志向性があるのか、どういった契機の影響を受けたのか、などの疑問に答える解明評価の方法を論じてきました。解明評価では、そのような部分の把握に合わせて、信念対立の全体像の理解も進めていきます。全体像の把握は、解明評価が終了してから行うのではなく、解明評価の遂行中から徐々に進めていきます。

信念対立の全体像を把握するポイントは、得られた情報から、信念対立化した人々（契機－志向相関的な現象の構造化する主体）の状態と関係性を鳥瞰《ちょうかん》していくというものになります。つまり、何らかの信念対立のテーマのもとで、どのような関係者がどうかかわりあっていて、それぞれがどんな契機と志向性のもとで信念を構成しているのかを、一段高いところからとらえ返すのです。うまくできないときは、図1で示したフォーマットを用いて図式化してもよいです。それにより、信念対立の全体像を押さえやすくなるでしょう。

全体像の把握によって得られるメリットは、信念対立の解明に向けて、解明術をどのように仕掛けていけばいいかを判断できる点にあります。そのためには、一番の要《かなめ》になっている疑義の余地なき信念は何かという観点から、信念対立の全体像を鳥瞰していくとよいでしょう。全体像を描き出すときには、信念対立化した諸信念の前後関係や関係者のポジションなどを押さえているはずですから、この作業はそれほど困難では

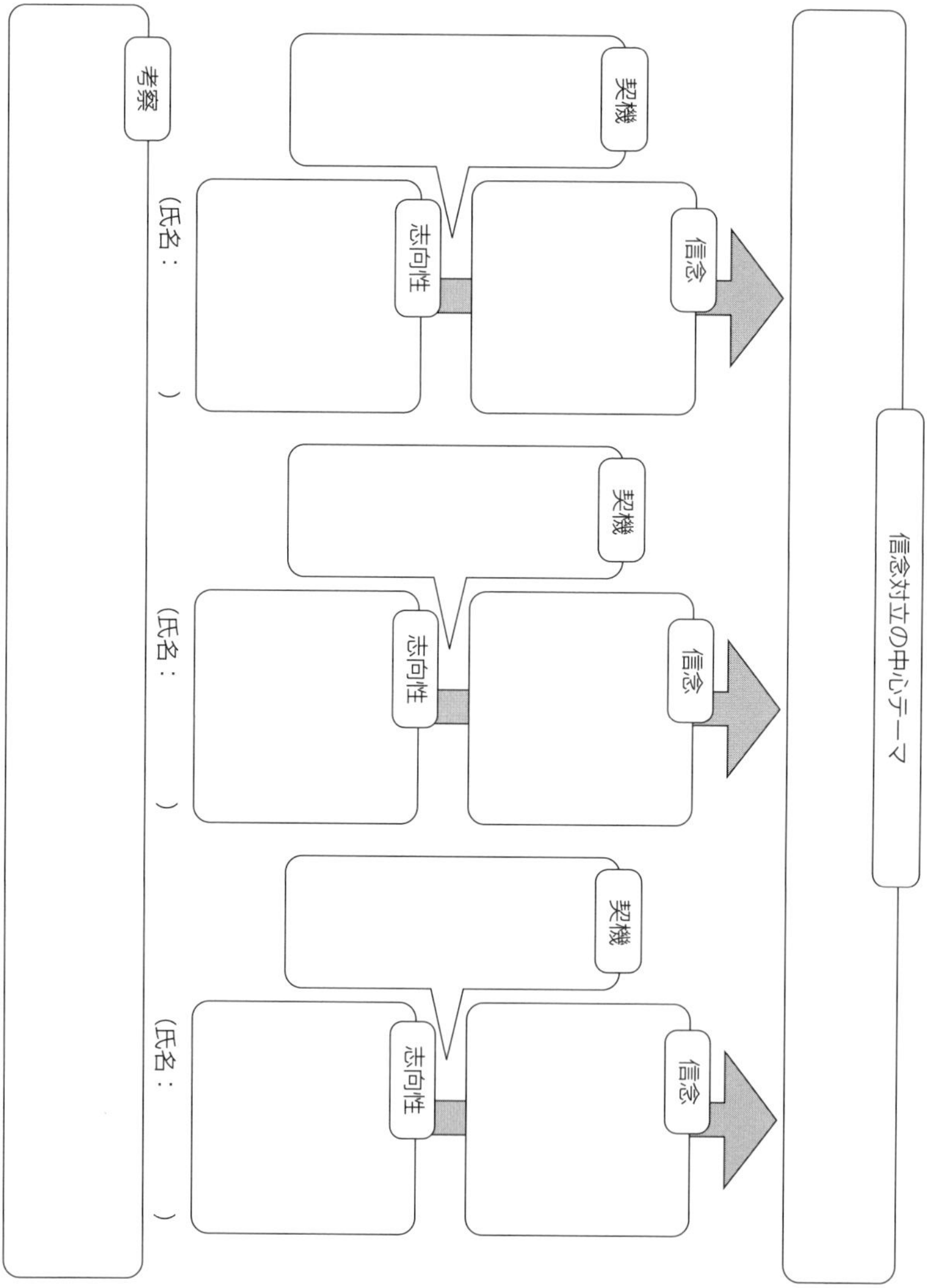

図１　信念対立の解明評価結果のまとめシート

ないはずです。

またこのとき、信念対立の解明をどのように進めていけば、関係する人々が望ましい結末を迎えるだろうかを考え抜くようにします。つまり、いくつかの解明のパターンを考え、かかわった大勢の人々がハッピーになれるような全体像をめがけた筋道を検討していくのです。その際、信念対立解明アプローチを仕掛けなかったケースも考えるようにします。それによって、信念対立解明アプローチが、何もしなかったときよりもポジティブな全体像を作り出せるかどうかを、明瞭に把握できるようになるでしょう。

(2) どのような信念対立のときに、信念対立解明アプローチの遂行を中止するのか

さて、上述したように信念対立の全体像の把握は、信念対立解明アプローチの適否の判断を行ううえでも大切な作業になります。たとえば、信念対立の全体像を踏まえたうえで、このまま何もしなくてもこれ以上信念対立は激化せず、自然経過に任せておけば収束するだろうと予想されたり、信念対立が起きていても精神的にそれほど苦痛でなかったり、前に進むことができるようであれば、信念対立解明アプローチを行わないという選択を行うこともあるでしょう。

特に、信念対立の全体像から考えて、信念対立解明アプローチをどのように仕掛けても、関係する人々に不幸しか残らないであろうと予想されたり、仕掛けたことによって破滅が近づくだけだと考えられるようなケースでは、その遂行の中止を決断してください。実際、僕も解明評価を施したところ、信念対立解明アプローチによってこの問題を解明できても、悲惨な結論を変えることができないし、しかも望まない結論が繰り上げられる可能性が高いと判断して、今もそのまま放置している信念対立があります。

もちろん、解明評価の性質上、そうした予測は極めて蓋然《がいぜん》的なものになるでしょう。しかし、解明師が信

念対立の全体像を描いた段階で、思わしくない未来しか予測できないときは、そのような結末に至ってしまうような行為を何となく行ってしまう蓋然性も、高まりうるのです。人間は契機‐志向相関的にしか現象を構造化できないわけですから、信念対立の全体像を考えるという「契機」を受けて構成された、「信念対立解明アプローチが成功しても悪い結論は変わらない。むしろ、近づくかも」という志向性のもとでは、これから起こりうる未来の構造化は、それにめがけられたものになりうるためです。その意味では、人間が行う予測は、遂行性のある営みだといえるでしょう。

さて、「講義８」では解明評価について論じてきました。繰り返しますが、あらゆる解明評価は契機‐志向相関的に実践します。本講義ではさまざまな角度から解明評価を論じてきましたが、その都度、定められた目的に照らして、最も役立ちそうだと思われる解明評価を行いましょう。

さて、次回の「講義９」から「講義11」にかけては、信念対立解明アプローチで用いる解明術について論じていきます。なお、これもあらかじめ述べておきますが、すべての解明術は契機‐志向相関的に活用しますからね。

講義 9

信念対立解明アプローチの基礎技法
――解明術壱号

1　解明術壱号とは何か

解明術壱号とは、信念対立に陥った人々に、信念の契機‐志向相関的な構造構成を自覚化させる方法です。これは、信念対立化した人々を、「講義5」で論じた信念対立解明の第一条件に至れるよう、促していくものになります。解明術壱号は基本的に、解明術弐号と参号に先行して用いられます（一部例外あり。「講義10」参照）。

また、解明術壱号は信念対立解明へのはじめの一歩として、解明評価ができた相手であれば、後述する一部の例外を除き、ほとんどのケースで使用することができます。解明術壱号を仕掛けるときは、信念対立の全体像を押さえたうえで、それの要《かなめ》になっている信念にねらい定めて、相手の呼吸に合わせながら行うとよいでしょう。

では、具体的にどうやって働きかけるのか見ていきましょう。

2　解明術壱号の具体的方法

（1）「何に関心があるの？」と問いかける

信念対立化している人々が、自身の疑義の余地なき信念を主張してきたら、「何に関心があるの？」と問うようにします。それにより、相手のなかで絶対化された信念は、志向性に相関的なものであり、あくまでも相対的なものにすぎないと自覚しうるきっかけを提供することができます。

この言葉掛けは、信念は志向性に相関的なものであると気づかせるきっかけになる内容であればよいため、ほかにも「何が望みなの？」「どういう意図があるのだろう？」「何のために？」「何が目的なの？」「何がしたいの？」「その理由は何ですか？」などの質問の積み重ねが使えます。具体的には以下のようになります。

医師　「患者にいきなり癌を告知するのはよくない」
解明師　「それはどういう意図で言っているのですか？」

作業療法士　「作業をできるようにすることが、作業療法士の役割だ。身体機能や精神機能の障害からの回復が、作業療法士の仕事ではない」
解明師　「そもそも関心は何？」

看護師　「患者はリハビリを拒否しているけど、そんな意思決定を真に受けてはいけない。リハビリは行うべきです」

解明師　「何のためにでしょうか？」

このように、「何に関心があるの？」などの問いに促されて、相手が自身の信念の志向相関的な側面を表明してきたら、「あなたは○○に関心があるから、□□に価値があると思ったのですね」「あなたが□□に意味を見いだしたのは、○○に目的があるからなのですね」「○○という観点で物事をとらえているから、□□に意義を感じているのですね」などのように、志向性と信念の相関関係を強調してフィードバックするようにしましょう。それにより、信念の志向相関的な構成への気づきを、さらに促すことができるようになります。

なお、「何に関心があるの？」などの問いかけは、信念対立解明アプローチ全般を通して、反復して繰り出す必要があります。人間は普通、契機－志向相関的な信念の構成に無自覚であり、すぐに契機－志向相関的に信念を受け取っている事態を忘却してしまうためです。上記の問いかけは、信念対立の解明に向けて習慣的に遂行し続ける必要があるのです。

(2)「他の人は何に関心があると思いますか？」と問いかける

上記（1）の問いかけにより、相手が自身の信念が絶対に正しいものではなく、あくまでも背景にある志向性のもとで成立しているだけである、ということに気づきだしたとしましょう。するとその次は、信念対立にかかわる他の人々が、どのような志向性に応じて異なる信念を構成しているのかを、洞察するよう促していきます。それにより、人々の信念は関心が異なるために違ってくると気づく機会が得られます。

具体的には、「他の人は何に関心があると思いますか？」「あなたと対立しているAさんは、どういう目的があって□□に意義を見いだしているのでしょうか？」「他の人は何のためにそういう主張をしているのでしょうか？」「どういう意図があって、他の人はあなたとは異なることに価値を見いだしたのでしょうか？」「（他の人は）どういう観点からそんなこと言っているのでしょう？」などの言葉掛けが役に立つでしょう。

――――

理学療法士　「マジであいつはひどいヤツですよ」

解明師　「そのかたは、そもそも何に関心があるのでしょうね？」

ソーシャルワーカー　「企業人って障害者は『使えない』って言いますが、しっかり仕事を教えず、ちょっとでもミスがあったらすぐ『駄目だ』って評価を下すんですよ。自分だって知らない仕事やれって言われたらミスぐらいするだろうに。どうしてそんなことがわからないんですかね」

解明師　「なるほど。その企業人はどういう観点から仕事をとらえているのでしょうか？」

医師　「助産師は自然分娩にこだわりすぎですね」

解明師　「助産師は何のためにそれにこだわるのでしょうか？」

看護師　「医師からランダム化比較試験でなければエビデンスではないと指摘されました。一人ひとりの事例を大切にし、看護を積み重ねてきたのに、エビデンスと言われてそれが否定されてしまった」

解明師　「その医師は、どういうことに関心があるのでしょうか？」

上記のように、解明師は解明術壱号を仕掛けた相手に対して、信念対立する相手の志向相関的な信念の構成に対しても、洞察を促していくのです。それにより、人々は他者の関心に関心が持てるようになり、自他で関心が変われば信念の構成が変わると自覚できるチャンスが得られることになります。またこれは、相手が自身の信念の志向相関的な構成に意識できた後に行います。つまり、自身の信念の志向相関的な構成の相対的な立ち位置に、気づける機会にもなるのです。

もし、解明師が解明術壱号を仕掛けた相手が、信念対立する人々の志向性に気づけないようであれば、解明評価で把握できた人々の志向性を相手に伝えるようにします。もちろん、解明師が把握した志向性は解明師の契機－志向相関的なフィルターを通して構成されたものですから、伝え方としては、たとえば「相手はどうやら△△に関心があるみたいですよ」「他の方は△△や××という観点から実践しているようです」「私がおうかがいしたところでは、他の人たちは△△が目的にあるみたいです」などのように、断定的な表現を避けた内容にしましょう。

（3）「異なる関心からあなたの信念をとらえ返したら、どんなふうになりますか？」と問いかける

相手が自身と信念対立する他者の志向性に気づきはじめたら、他者の志向性から自身の信念をとらえたらどのように構成されるだろうか、という観点から考えるよう促していきます。たとえば、「あなたは○○に関心がありますけど、他の方は△△に関心があるようですね。この△△からあなたが価値を見いだしている□□をとらえたら、どのように受け取られると思いますか？」「相手の方は△△に目的があるわけですが、それを視点にしてあなたが意義があると考えている□□をながめたら、どうなるでしょうか？」「あなたは□□に価値があると思っているわけですが、相手の△△という観点からは、どのように理解されると思いますか？」

などの言葉掛けによって洞察を促すことができます。

作業療法士　「患者の生活を変えるという目的を達成するために、作業ができるように介入していくことが重要だと思います」

解明師　「同僚の作業療法士は、身体機能を改善することに目的があるようです。仮に、その目的に照らして作業をできるようにするための介入をとらえたら、どのように見えますか?」

医師　「地域医療で活躍するためには、ＥＢＭとＮＢＭを統合した実践が必要だ」

解明師　「ホスピス緩和ケアに関心のある先生は、ＥＢＭよりもＮＢＭを重視しています。そういう関心のもとでは、ＥＢＭとＮＢＭの統合の必要性はどのように受け取られるでしょうね?」

理学療法士　「患者の生活をトータルにリハビリするためには、理学療法士も身体機能ばかりみていてはダメで、もっとＡＤＬとかＩＡＤＬ訓練を積極的に行う必要があります」

解明師　「上司の理学療法士は、理学療法士の専門性を追求することに関心があり、身体機能の改善を重視してほしいようです。上司の関心から見れば、理学療法士がＡＤＬとＩＡＤＬの訓練に参入する意義はどのようになると思いますか?」

以上のように、信念対立する人々の関心を踏まえて自身の信念をとらえ返すよう促していけば、どんなに疑義の余地がないように思えてしまう信念でも、関心が変われば違ってしまうと実感できる機会を提供できます。その際、解明師は相手に、それと同じことが信念対立している人々にも当てはまると伝えてもよいです。疑義の余地なき信念によって信念対立に陥った方々にとって、こうした体験には新鮮な驚きが伴うことでしょう。志向性が違えば信念が異なるという体験に欠けるから、信念対立に陥った側面もあるのです。

ただし、人によっては、他人の志向性から自身の信念をとらえ返すのに困難を感じることもあります。そのときは、解明師の解釈を例として伝えてみましょう。上記の例でいえば、「身体機能の改善に目的がある作業療法士からすれば、あなたが大切にしている作業をできるようにする介入は、生体力学的問題や運動コントロール的問題の解決に焦点化していないという理由で、価値が乏しいと感じるのではないでしょうか」などの解釈の仕方をモデル提示してみるのです。それがきっかけ（契機）になって、当初は相手の立場になかなか立てなかった人も、解明師の思考を参考にしながら洞察を深められるようになるでしょう。

（4）「あなたの関心に照らせば、ご自身が意義を見いだしたこと以外に○○や××、△△の意義も見いだせませんか？」と、オルタナティブの可能性を問いかける

また、信念対立に陥った人々に対して、特定の志向性のもとで特定の信念のみが価値を持つわけではない、と気づけるような機会も提供します。たとえば、「あなたの目的だったら、ほかにも○○とかも大事になるのではないですか？」「その観点からいけば、あなたが価値があると判断している事柄のほかにも、○○とか△△なども重要になってきませんか？」「あなたが言うような関心だったら、ほかにも○○などにも意義があることになるよね？」などの仕掛け方があるでしょう。それによって、相手が自身の志向性に応じて受け取った信念以外にも、その志向性に応じて別の信念が成立しうる可能性を洞察するよう、促していくのです。

看護師　「Ａ先生は当直のとき、自身の専門外の患者に対して真摯に対応しない。指示もいい加減なときがあるから、患者の利益を考えたら申し訳ないと思ってしまう」

解明師　「患者の利益を守ることが目的なら、Ａ先生のいい加減な指示に従って悩む以外にも、たとえば、当直医が専門外の患者にあたったときのガイドラインを作成したり、主治医に連絡するなどの対応が重要になりませんか？　あなたの関心のもとでは、医師の指示に従うことだけが、看護師の意味ある仕事ではないと思いませんか？」

薬剤師　「患者がちゃんと薬を飲めるよう服薬指導していると、服薬コンプライアンスが悪い方に出会うことが少なくありません。治すという意志がないんですかね」

解明師　「患者が適正に薬を飲むようにすることが目的なら、服薬コンプライアンスの程度を判断することのほかに、患者とともに、適正に服薬するにはどうすればいいかを相談しあうことも、大切になりやしませんか？」

医師　「家族の希望で、患児には癌だと伝えていません。まだ子どもだから、つらい現実を知ったら不安に耐えられないからです。だけど最近、患児から『普通の病気じゃない気がする』と言われました。すごく悩むところですが、患児をこれ以上リスクにさらしたくないから、今までどおりの説明でいこうと思います」

解明師　「患児が不安で押しつぶされないようにしたいという関心からいけば、真実を伝えたうえで不安に圧倒されてしまわないよう、心理的ケアを十分行うという方法も重要になってきませんか？」

以上のように、信念対立する人々の志向性をいったん引き受けたうえで、なお想定されるオルタナティブの信念（構造）を提示していくのです。それにより、相手はたとえ自身の志向性を軸に考えたとしても、異なる信念が成立しうる可能性に気づくチャンスに向き合えますから、自身の信念の相対性と多様性を、さらに理解しやすくなるでしょう。

もちろん、相手が自他の信念の志向相関的な構成についてすでに理解を深めているようであれば、自身の志向性に応じて成立しうるほかの信念についても、自力で洞察してもらうきっかけを提供するとよいでしょう。それには、「あなたのその関心から考えて、ほかに価値が見いだされることはありませんか？」「あなたの観点に立てば、ほかにもっと重要になりそうなことはありませんか？」「あなたの関心を踏まえると、そのほかにも別の考え方が重要になってくるように思いませんか？」などの問いかけがあるでしょう。信念対立の解明にあたっては、できることなら信念対立に陥った人々が自ら考えて、お互いの契機－志向相関的な信念の構成を理解できることが重要です。相手の理解の程度に合わせて、働きかけ方を工夫してください。

（5）「きっかけがなければ、そういう観点にはならないと思いませんか？」と問いかける

以上に加えて、信念対立化した人々のなかには、自身の志向性を、「常識的な関心の持ち方だ」「これを目的にするのは医療者なら当たり前だ」「誰にとっても共通する観点だ」などと理解している方がいます。つまり、信念の絶対化に加えて、志向性の絶対化が起こっていることがあるのです。

そういう相手の場合は、志向性そのものも何らかの契機によって構成されていると自覚できるよう、洞察の機会を提供していきます。それにより解明師は、信念対立に陥った人々が信念に加えて、志向性の相対性と多様性も意識化できるようにしていくのです。

たとえば、「あなたは〇〇という経験を積んできたから、そうした観点が常識に思えるだけではないですか？」「以前言われていたように、〇〇のようなきっかけがあったから、そういう関心を当たり前だと思われるのではないですか？　それがなければどうなると思いますか？」「あなたはご自身の関心を社会通念に沿っていると思われていますが、それはこれまでの経緯からそう感じるだけであって、その経緯を共有していない人にとってはそうは思えないかもしれませんよ？」「一般論としてあなたは自分の観点を理解しているようですが、それはこの現場にずっといるからそう思えるだけで、違う現場で育ってきた方からすれば、特殊な観点になる可能性はありませんか？」などの仕掛け方があるでしょう。

解明評価を行えば、相手がどのような契機を通して信念と志向性を編み上げているのかを、おおよそ把握できているはずです。だから、解明術壱号ではそのことを踏まえたうえで、相手がこれまで経験してきた諸契機を抜きに志向性が成り立つことはなく、自身が常識だと思い込んでいる志向性もその諸契機に左右された可能性を排除できず、絶対化することはできないと気づけるよう仕掛けていくのです。

医師　「患者のQOLの向上を目指すのは、医療者なら当然のことだ」

解明師　「それは先生が慢性疾患患者の治療に長年あたってきたからであって、救命の現場から来られたばかりのA先生がいきなりそういう観点になるのは、難しいと思いませんか？」

言語聴覚士　「言語指導を行うときは、患者を言語の学習に取り組む人という視点からとらえて、教育的にかかわっていく必要がある」

解明師　「先生は成人患者を対象にした言語指導にあたってきた経緯があるから、その視点から行うことに違和感がないのかもしれませんが，患児の言語指導を行ってきた方からすれば，楽しみながら言語を習得する主体としてとらえる視点のほうが，しっくりくるかもしれないとは思えませんか？」

看護師「看護師は，倫理的観点から看護実践を振り返るのが当たり前よ。正しい看護が正しくできなくなるからね」

解明師「確かにそうでしょうけども，ご自身が倫理的ジレンマで苦しんだことがあるから当たり前の観点と思うだけであって，そういうきっかけがない新人看護師や，いい加減な看護師には，理解できない可能性があると考えられませんか？　そもそも，何が正しいかは関心によって変わると思いませんか？」

このようにして，自分自身にとっては絶対化しうる志向性でも，それはその人がこれまで体感してきた諸契機によって構成された側面がある，という自覚ができるよう促していくのです。それにより，他の志向性への気づかいが芽生える可能性が担保されるでしょう。

(6)「同じように経験しても，その受け取り方は関心によって違ってきませんか？」と問いかける

さらに解明師は，人々が同じような契機を体験したとしても，それによって同じ志向性が構成される理由はなく，これまでの契機によって到来しているそれぞれの志向性のもとで，あらためて志向性の再構造化が起こるという理解に至るよう，促していくこともあります。つまり解明師は，信念対立に陥った相手の志向性は契機を受けて必然的に構成されたわけではなく，さまざまな出来事の影響を受けた過去の志向性の影響を受けながら構成されたものだ，という理解が得られるよう働きかけていくのです。

それには、「それは人によるのではないかな？」「そうとも限らないんじゃないか？」「出来事の受け取り方は、これまでの関心の持ちようによると思いませんか？」「きっかけを共有していても、同じ観点になるかどうかはわからないですよ？」「私だったら、あなたと同じ契機に遭遇しても、別の関心を持つようになったと思います。それは、私とあなたのもともとの関心が異なるからであって、契機の受け取り方は、個々人の関心の違いによって異なってしまうのだと思いませんか？」などの言い方があるでしょう。

――**作業療法士**　「私みたいな体験したら、皆同じような関心を持ちますよ」

――**解明師**　「そんなことないと思うけどなぁ？」

――**看護師**　「あんな目に遭ったら、誰だって同じ気持ちになるわ」

――**解明師**　「気持ちの持ち方は、それまでの観点によって変わるんじゃないかな？」

――**薬剤師**　「いつも拒薬するような患者を受け持ったら、症状が悪化してしまっても仕方がないと考えるのが普通でしょ」

――**解明師**　「普通かどうかは視点によると思いませんか？」

このように問いかけていくことにより、相手は、契機を共有していたとしても、過去の契機によって構成された志向性が異なるため、その作用の仕方が異なると理解できる機会が得られるのです。もし、相手がピントこないようであれば、「たとえば同じ面白い映画を見ても、映画を撮影することに関心を持つようになる人と、映画を鑑賞することに関心を持つようになる人がいるでしょ？」などのように、メタファーを用いながら洞察を促していくとよいでしょう。それによって、相手は自身の身近な経験を確かめるようにして、同じ契機を受けても構成される志向性が異なる事態を理解できるようになり、ますます人々の多様性を前提に考えざるを得なくなっていきます。

(7)「だから、それは関心が違うんじゃないかな？」「これまでの契機が違うんじゃなかったっけ？」と問いかけて、機先を制する

とはいえ、人々は普通の状態であれば、主体として契機−志向相関的に信念を構成している側面を意識化できません（「講義2・4」参照）。だから、解明師が信念対立に陥った人々に、これまで論じたやり方で働きかけても、しばらくすると信念の契機−志向相関的な構成という側面を再び見失ってしまい、どうしても信念の特権化に傾きやすくなります。つまり、人々は、自身が世界の中心にいるかのような信憑に、再びとり憑かれてしまうわけです。そこで解明師は、相手の言動から自身の信念の絶対化に再び傾きかけていると思われたなら、機先を制するように、「だから、それは何のためになの？」「さっきも言ったように、経験を共有していないからそれはわからないよね？」などの働きかけを行い、信念の契機−志向相関的な到来を意識化できるよう、あらためて洞察を促しましょう。

そして相手には、信念の契機−志向相関的側面を忘れる傾向にあると明確にフィードバックし、それでは信念対立から抜け出すことが難しいと伝えるようにしましょう。たとえば、「私たちは自分にとって価値があることは、他の人にとっても価値があると思いがちだけど、それは観点によって違うんだよ」「同僚だとどうしても同じ価値観を共有していると思いがちだけど、これまでの経験も違えば関心も違うから、同僚だから

といって同じ価値観を共有しているってことはない」「同職種ならばわかりあえると思っているようだけど、人によって目的が違うし、契機の受け取り方も異なるから、ナイーブにわかりあえるはずがないんだよ」などの言葉掛けが、フィードバックとして活用できるでしょう。

解明師が機先を制し、明確なフィードバックを与えるようにしていけば、信念対立化した人々は揺れ戻しに抗することができる機会が得られます。それにより、信念対立の解明へと人々が立ち向かえる土壌が整っていくのです。

(8)「○○に関心があるのですか?」と解明師の読み当てを投げかける

(1)〜(7)の解明術壱号は、相手に諸契機‐志向性を洞察させる方法が中心でした。しかし、相手が他人の意見を受けつけない暴君ような人で、解明師から洞察を促すことができなかったり、特権的地位に就いていて、喝破するには解明師が背負い込むリスクが高すぎる場合は、うまく使えないことがあります。たとえば、超ワンマンで、パワーハラスメントのデパートのような理事長に、「あなたの関心は何ですか?」「何がきっかけでそんなふうになったのですか?」などと直接問いかけることはできませんよね(笑)。信念対立解明アプローチが成功する前に粛清される、と予見できるためです。

そういうとき解明師は、相手に諸契機や志向性の洞察を促すのではなく、これまでの相手の言動から得られた情報の前後関係を確かめ、全体の文脈を読解したうえで、真意を言い当てていきます。具体的には、たとえば解明師のほうから、「はばかりながら申し上げますと、あなたは○○に関心があるのでしょうか?」「失礼を省みずに申し上げますと、先生は○○という意図があってそうおっしゃるのだと理解したのですが、いかがでしょうか?」「こう申しては失礼かもしれませんが、主任の思いは○○や□□にあると推察してよろしいでしょうか？」「恐れながら、今までのお話から教授の真意は◯◯だと理解したのですが、いかがでしょうか？」「出過ぎた解釈かもしれませんが、もしかしたら△△がきっかけになって、そう考えるようになられたのではありませんか？」「恐れながらあなたは、△△が契機になって◯◯という関心を持つようになったのではないでしょうか？」「出しゃばり過ぎかもしれませんが、先生は△△などの経験がきっかけで◯◯を意図するようになられたのでは？」などのように、あえて気遣いながら、相手に諸契機や志向性を意識の俎上《そじょう》に乗せるよう導いていきます。

他人を服従させるために何のためらいもなく権力をふるうような相手は、解明師が謙遜しながらうまく諸契機や志向性を言い当てていけば「我が意を得たり」という確信にとり憑かれやすいものです。それがきっかけになって、解明師は暴君のような相手の懐にうまく飛び込むチャンスを得ることができるかもしれません。それによって、相手が「よくわかってるじゃないか」「君もしっかり心得ているようだな」などのように応じ、解明師を自身の理解者の一人として認識しはじめたら、徐々に解明術壱号をコミュニケーションのなかに織り交ぜていくようにします。たとえば、「◯◯という関心に基づけば～になる」「△△という出来事に遭遇したから、◯◯という目的を持つようになった」などの言い方を、会話のなかにそれとなく織り交ぜていくのです。すべての解明術は、立場の違いがあっても了解される可能性を担保した人間原理を背景にしています。だから、上記のようなやりとりが積み重なっていく過程を通して、どんな相手でも、少しずつ信念の契機－志向相関的な構成を自覚できるようになっていく可能性に開かれています。

それでもなおどうしようもない場合は、まず、権威者や暴君のような人に意見できるようなキーパーソンがいないか探してみましょう。うまくいけば、キーパーソンに「何が目的なの？」などと問いかけてもらうことで、解明術壱号を仕掛けていけるかもしれません。キーパーソンが見つからない場合は、信念対立が激化しないよう解明態度壱号、弐号、参号を十分意識化し、好機が訪れるまで解明師自身のなかで、信念対立を削いでいくようにしましょう（もっとアクティブな技法が解明術弐号（「講義10」参照）にありますので、ご参照ください）。

3　まとめ

以上、解明術壱号ついて論じてきました。信念対立は、疑義の余地なき信念の矛盾によって生じます。したがって、解明術壱号では、信念に相関的な契機と志向性を自覚させ、信念に疑義の余地を生み出し、信念対立という問題の成立から解いていきます。うまくいけば、解明術壱号で、信念対立する人々が第一条件と第二条件（「講義５」参照）を満たせることもあります。

しかし、強烈な信念対立の場合はそうはいきません。そういうケースでは、解明術壱号を仕掛けられてもなお、ガチガチに硬直しきった信念を手放せない人々に出会うことも少なくないのです。そういうときは、次回の講義で述べる解明術弐号の出番になります。

講義 10

信念対立解明アプローチの基礎技法
――解明術弐号

1　メリットだけでなくリスクも勘案する

　解明術弐号は、解明術壱号では解きほぐせないぐらいガチガチに硬直しきった信念を、いったん反故《ほご》に導くときに活用する方法です。これは、相手にうまく仕掛けることさえできれば、信念の相対化におそらく強力に作用するでしょう。実際、僕のこれまでの経験では、「世界が揺れる」「頭がグラグラする」「今までの自分が信じられなくなった」などの感想を述べられる方たちがいました。「講義５」で論じたように、信念とは現実でもありますから、それの底が抜けると、「現実って怪しい」などの確信がとり憑くためです。

　そのぶん、それの実施によって生じるメリット（信念対立の解明）だけでなく、リスクについても十分勘案しておく必要があります。もちろん、リスクゼロは不可能ですし、それをめがける必要はありません。でも仮に、信念の成立根拠が解かれる体験が、相手の自尊心や人格を深く傷つけるようであり、信念対立の解明どころの騒ぎではなくなるだろうと予想されるようであれば、実施しないと判断してください。また、前回の講義で論じた解明術壱号だけで、信念の相対性を意識できるようになったようであれば、信念対立解明の第二条件も同時に満たすことができたと判断してもらってよいでしょう。その場合も、この講義で論じる解明術弐号を仕掛ける必要はありません。

逆に、相手が解明術壱号にもなかなか動じず、硬直化しきった疑義の余地なき信念を持ったままであり、多少のリスクが伴ってもいったん反故《ほご》しておけば、信念対立の解明が進む（メリットがリスクを上回る）と予想されるようなら、この講義で論じる解明術弐号を繰り出していくことにしましょう。

2　解明術弐号の具体的方法

では、解明術弐号とはどのようなものなのでしょうか。ポイントは、相手が自身の信念の成立根拠に疑いを持つよう、あの手この手で仕向ける点にあります。

「講義5」で論じたように、あらゆる信念は契機‐志向相関的に構成された構造であり、鍛え抜かれた原理でなければ、そこには必ず懐疑の余地が残ります。特に、信念対立化するような信念は、立場を超えて了解されないわけですから、どんなに揺ぎなき正当性を感じる信念であっても、疑いの余地がほぼ間違いなく含まれているはずです。したがって、信念対立においてはとことん硬直化しきった信念でも、「何を根拠にそう言っているの？」「どうしてそれが妥当だと言えるの？」などとその成立根拠を問うていけば、いつか必ずどこかで底抜けになるとき来るのです。

では、さっそく具体的な解明術弐号の方法を見ていくことにしましょう。

（1）「そう言える根拠は何？」と問いかける

信念への固執が激しい相手の場合、信念が成立する根拠をダイレクトに問いかけます。これは、解明師から「何のために？」などの問いかけがあったにもかかわらず，相手が「絶対に〇〇だ」「間違いなく〇〇です」「〇〇であることに疑いようがない」「必然的に〇〇になるに違いない」「相手には有無を言わせず〇〇してもらう」「〇〇しかないでしょ」などと，自身の信念に全幅の信頼を置いている状態が続くときに行います。

具体的な問いかけは，「そこまで言い切れる理由は何なの？」「どうしてそうなるんだろう？」「そう言える根拠は何？」「なぜそう言えるの？」「何をよりどころにしてそこまで言い切れるの？」「何でなんだろう？」などが考えられます。もちろん，相手は自身の信念の中心性に固執しているわけですから，これらの問いかけを単発で終わらせず，複数回にわたって繰り出していくことになります。繰り返しますが，信念対立化するような信念には懐疑の余地が含まれますから，疑いの問いにさらしていけば必ずどこかで行き詰まります。

理学療法士　「あの介護士はまったく信用できない」
解明師　「なぜそこまで言い切れるのですか？」
理学療法士　「何度事前に連絡しても，リハビリが始まる時間に患者を連れて来てくれないからです」
解明師　「本当にそうなのですか？」
理学療法士　「本当です」
解明師　「本当に本当？」
理学療法士　「……そりゃ，ときどき間に合うこともあるけど」
解明師　「じゃ，そこまで強く言い切れないのでは？」
理学療法士　「たしかにそうかもしれないけど……」

解明師　「では、ほかにそう言い切れる根拠はあるのですか？」
理学療法士　「そう言われると、ないんですけどね（苦笑）」

このように、解明術弐号の最もオーソドックスな方法としては、信念の成立根拠に向けて問いかけるというものになります。その結果として、固執している信念に、これといった成立根拠がないと気づくことができれば、解明術弐号がさしあたり奏功したと考えることができます。

もちろん、このような問いかけは、やみくもに繰り出して成功するわけではありません。解明師は解明術弐号を成功させるために、信念対立の要《かなめ》になりうる信念にあたりをつけておき、それの成立根拠を問うようにする必要があります。解明師は事前に（あるいは解明術に並行して）解明評価を行い、信念対立とそれに陥った人々の状態を押さえているからこそ、成功に導けると考えておきましょう。

しかしそれでもなお、相手によっては上記のような問いかけに対して、「わかるわけがない」「そんなの知らないよ！」などと言ってかわそうとしてくることがあります。その際はどうすればいいのでしょうか。

（2）「知らないのにそこまで言える理由は？」と問いかける

（1）をかわされる場合は、わからないのにどうして自分の信念を盲信することができるのか、と問いかけるのです。そのほかにも、「それを知らないで言ってたの？」「わからないのに確信するって、ちょっとまずくないか？」「理解していないのに、よくそこまで断言できるね？」などの仕掛け方があるでしょう。それによって解明師は相手に、「これといった根拠を持たない信念をむやみに盲信している」という状態を自覚できる可能性を、提供することができます。それが機会になって、相手は「何でそう言えるのか」ということがわからないまま確信している状態にいやがおうでも直面し、だんだん疑問を持つようになるでしょう。
なお、解明術式号に慣れない解明師の場合、開き直る相手に対して、「知らないのにそう確信できるのはなぜ？」などの問いかけをためらってしまうことがあります。確かに相手の心情を考えると、言いにくいかもしれません。しかし、僕は経験上、相手が感情的になって怒ったり泣いたりしてさえいなければ、思いきって問いかけたほうが信念対立の解明が進むことがあると考えています。相手がある程度理性的に対応しつつも、信念の根拠に対して目を背けているようであれば、「そんなこともわからないのに信じているの？」などと聞いてみるとよいでしょう。

看護師　「看護師は、医師の対応に若干問題があるなぁと思っても従うしかないのです。先生だっていろいろ考えてのことでしょうから。なので、あの人（看護師）みたいに医師にどんどん意見されるのは、同じ看護師として困るんです」
解明師　「う〜ん……看護師が医師に従うしかないといえる根拠は？」
看護師　「法律ですよ、法律でそうなっているんです」
解明師　「法律？　その法律はそもそも疑いようがないの？」
看護師　「法律は正しいものでしょ？」
解明師　「だから、そういえる根拠は？」
看護師　「根拠も何も、法律は正しいに決まってるじゃないですか」
解明師　「本当にそうなの？」
看護師　「…そんなの知りません」

解明師「知らないのにそこまでいえる理由は何?」
看護師「わっわかりませんよ、そんなの……」
解明師「…不思議ですね。わからないのになぜ自説にこだわるのですか?」
看護師「……」
解明師「なぜ黙るのですか? もしかして、それもわからないのですか?」

信念対立に陥るような信念は、その成立根拠を問うていくと、たいていとても怪しくなります。ところが、当事者にとっては疑いの余地を持たない信念です。だから、その成立根拠が崩れそうになると、「知らない!」などと言ってそれ以上考えようとしなくなることがあります。その際、わかっていないことにこだわり続ける奇矯な状態を意識化させ、自身の信念に疑いの眼を向けさせるうえで、上記のような方法が役に立ちます。

すると、「『知らないくせに、よく信じられるね?』なんて言って喧嘩にならないのかな」と思う方が出てくると思います。確かに、いきなり言ったら喧嘩になることもあるでしょう。しかし、上記のようなやりとりは基本的に、解明交流法で相対的な信頼を深め、解明評価や解明術壱号を相手に繰り出した後に仕掛けます。つまり、相手は、解明師にちょっとした信用を感じたり、自身の信念の多様性に気づける素地が整いつつある状態にあるのです。だから、解明評価で文脈を読み間違えなければ、根拠なき確信という状態から目を外らそうとする相手に、解明術弐号を繰り出して驚かせることはあっても、激怒させることはあまりないでしょう(相手が激怒したときの対応は「講義8」を参照)。

（3）「どうして○○と□□は違うっていえるの？」と問いかける

また、相手に自身の信念を疑わせる方法として、一見すると矛盾・対立する信念なのに、よく考えたら浸潤しあっている、と理解できるよう仕向ける方法があります。つまり、人々が陥った信念対立は擬似的なものだと気づくよう、仕向けるのです。その方法としては、「何をもってAとBは違うって確信しているの？その根拠は？」「本当にAとBは違うといえるのかな？」「正直に言えば、私にはAとBとCが対立するとは考えることができない。なぜだと思う？」「AとBは矛盾するって考えているみたいですけど、それって錯覚じゃないかな？」などの問いかけがあるでしょう。

また、上記の方法で相手が信念間の浸潤性に気づいていないとわかれば、上述した内容を踏まえて、「知らないくせに違うと思っていたのか？」「もしかして、そんなこともわかっていなかったの？」などの言葉掛けで念押ししてもよいでしょう。それによって、相手に自身の誤解を印象づけることができ、疑義の余地なき信念に疑念を持たせるきっかけになりうるためです。

ただし、こうしたやり方が有効に機能するためには、解明評価で、信念対立化している諸信念の線引きのしがたさを把握しておく必要があります（「講義8」参照）。そうでなければ、このやり方は根源的に対立する信念であった場合に空振りしてしまい、その後の解明術も上滑りしかねないので注意が必要です。

しかし、もし解明評価で「信念対立化しているこれらの信念はそんなに違わないぞ」という読みができたのであれば、相手に信念間の明確な線引きの難しさについて自覚を促していくと、絶対化しきった信念に疑いの余地が生まれる可能性があります。

事務長「精神科病院で働く作業療法士は、稼いでなんぼだ。作業療法士は個々人に対する作業療法の効果を説くが、そんなことはどうでもよい。とにかく多くの患者に作業療法してもらうしかない」
解明師「作業療法で稼ぐことと作業療法で効果を上げることは、違うと考えているのですね？」
事務長「そのとおりだ」
解明師「ではお聞きしますが、稼ぐことと効果を高めることは、本当に異なるといえるのですか？」
事務長「当たり前だ。作業療法の効果を高めるには、少数の患者しかみれないだろ？」
解明師「本当ですか？　何を根拠に違うといえるんですか？」
事務長「違うのか？」
解明師「はい。目的によって異なります。社会性を高めることが目的なら、大勢の患者を一度に作業療法することも必要です」
事務長「じゃぁそれだ。それでいい」
解明師「でも、患者の生活技能を高める場合は、少数に作業療法するしかないでしょうね」
事務長「それは駄目だ。儲けが減ってしまう」
解明師「本当ですか？　私には話がまったく逆に思えますが」
事務長「どういうことだ？」
解明師「患者は効果を実感できなければ、作業療法に参加しませんよ。すると、収益が落ちます」
事務長「…本当か？」
解明師「ええ、違法なことしない限りは、そうなります」
事務長「違法は駄目だ。最近、厳しいからな」

解明師「そうでしょうね。だから、効果を高めることと収益を上げることは、違うようで実のところ根っこは同じなのです。事務長は自分で自身の主張を否定していたのです」
事務長「う～ん……そうなのか……？」
解明師「そんなことも知らないのに言っていたんですか？」
事務長「うっうん……まぁね……」

このようにして、相手が矛盾すると確信している諸信念間の根拠を問い、本人が思っているほどには異ならないと気づかせるのです。それにより、相手はガチガチに対立すると思っていた信念の間を、縦横にいけるきっかけが得られます。

(4)「どうしてみんな同じといえるの？」と問いかける

加えて、相手が強烈な信念を持っているときは、自分の考えを他の人々も同じく共有しているという確信にとり憑かれていることが、しばしばあります。自分の信念を他人と同一であると深く思い込んでいるから、自身の信念に対して疑いの動機を持てないというわけです。そのため、一緒の信念を持っているという確信を崩せば、信念をいったん反故《ほご》へと導けることがあります。
それにいざなう仕掛け方として、「何をもって同じだっていうことができるの？」「なぜ他の人も同じように考えているって思えるの？」「みんな同じだといえる根拠は何？」「どういう理由で誰しもが同じだって感じるの？」「みんなも同じって、なぜそういえるの？」「他の人も一緒だという保証はどこにあるの？」などが考えられるでしょう。すると、だいたいは、「私と同じ意見を言っていた」「一緒に現場で同一の出来事を見た」などの理由を挙げてくるはずです。確かに、それによって同一の信念（意味、価値、存在）を受け取ったという確信が到来するでしょう。

しかし、だからといって同一の信念を受け取ったという保証にはならない、という点がミソです。たとえば、AさんとBさんで同一患者のADLを観察して、同時に「見守りレベルだ」と言ったとしますね。このとき、おそらくAさんとBさんはお互いに、「同じ出来事を観察した」とか、「同じ評価結果に至った」などの信念がとり憑くはずです。ここで上記のミソを理解していただくために、「なぜ『同じ』だという信念が成立してしまうのか」と問うてみたいと思います。

するとまず、同一患者のADLの自立度を同じように観察、評価したという信念は、「見守りレベルだ」という言い方の同型性が契機になって到来していることがわかります。たとえば、Aさんが「見守りレベルだ」と言い、Bさんが「一部介助レベルだ」と言ったなどのように、異なる言い方が出た事態を想像してみてください。おそらく、同一患者のADLを同じように観察したという信憑が揺らぐはずです。つまり、同一の現場で、同一の出来事を観察したという主張は、言葉の使い方が同型だったということ以上にさしあたり確かめようがなく、自分と他者の間で信念が同一である保証にはならないわけです。

次に、「ADLは見守りレベルだ」などの言い方の同型性（あるいは類似性）そのものは、「他者も私と同じ信念だ」と言える同一性の保証になるでしょうか。よく考えればわかることですが、答えはやっぱり否です。「講義2」でも論じたように、言葉は志向相関的に構成された構造ですから、表現が同型であっても、個々人の志向性によって付与される意味や価値が変わってしまう可能性が残されているためです。

また、個別の出来事と言葉の間にも、厳密な対応関係はありません。たとえば、パソコンをパソコンと呼ぼうが、椅子と呼ぼうが、どちらが正確な呼び方なのかを決めることはできないのです。パソコンがパソコンと呼ばれる理由は、過去にたまたまそう名付けられ、現在まで皆がその名付けを使用してきたということだけだからです。ただ、後から生まれた人が自由に名付けても、それが普通人口に膾炙《かいしゃ》することはありませんから、個別の現象と言葉の対応関係に厳密な根拠があると確信してしまうだけの話なのです。

加えて、私たちは契機－志向相関的に現象を構造化する主体ですから、自他が同じように考えているかどうかは、実のところ構造化の仕方の同型性を確かめることで推し量るしかないのです。つまり、類似していると思えるような契機に遭遇し、似たような志向性を持っているか、表現された構造（信念）は違うと思うほどかけ離れていないかなどを開示しあい、チェックすることによって、同型性を見極めるほかないのです。これを簡単にいえば、人それぞれ違うのだけれども、振る舞いが似ていれば同じだと思ってしまう、ということになります。

しかし、この理解は信念のいったん反故《ほご》には有益になり得ます。「あの人も私と同じ意見だった」とか、「一緒に事実を確認した」などと主張する相手に対し、解明師が「なぜその理由で皆も同じだといえるのか？」などの問いかけを行えば、実のところ「徹底的な根拠を示して答えることはできない」という結論に至らざるを得ないからです。もちろん、相手も信念対立化した信念を守ろうとするでしょう。しかし、解明師が丁寧に応じていけば、相手は必ずどこかで行き詰まり、自身の信念に対して疑いの視線を送りはじめ、いったん反故にもっていける可能性を提供できるはずです。

ただし、解明師が相手に洞察を促していっても、相手が上記のような理路の理解に自ら到達できないことがあります。そうしたケースでは、解明師自らの思考過程をある程度開示しながら、相手にそれを吟味させるようにして洞察を促していきます。これまでよりもちょっと詳細なやりとりを例示しますので、「私と皆は一緒の考え！」と絶対視している相手の信念を揺るがす理路の使い方を確かめるようにしながら読んでください。

看護師長　「今度から理学療法士、作業療法士、言語聴覚士も喀痰《かくたん》吸引ができるようになるけれども、当院では看護師の総意として喀痰吸引は、看護でやることになりました」

言語聴覚士　「でも、嚥下《えんげ》訓練のときに呼んでも、すぐに来てくれないじゃないですか」

看護師長　「緊急のときは別だけど、普段は忙しいから10分ぐらいかかるって言ってるじゃない。前もって言っておいてください」

言語聴覚士　「そんなぁ……。前もってわかっていたら誰も苦労しませんよ！」

看護師長　「と・に・か・く！　これは決まったことです。私の提案に看護師全員が賛同してくれたのですから」

言語聴覚士　「そんな一方的に……」

解明師　「師長さん！　ちょっと待ってください。さっき、看護師の総意としてとおっしゃいましたが、なぜそう言えるのですか？」

看護師長　「先日の看護ミーティングで私が提案し、皆がそれに『賛成』と言ったのです。決定事項です」

解明師　「いや、だから、なぜ皆の総意だと言えるのですか？」

看護師長　「さっきも言ったでしょう。私の提案に皆『賛成』と言ってくれたのです」

解明師　「それだと、本当のところはわかりませんよね？」

看護師長　「どういうこと？」

解明師　「皆さんの賛成という表現は同じだったのかもしれませんが、だからといって、それが総意であると保証できないですよ」
看護師長「あなた，何を訳のわからないこと言っているの！」
解明師「わかりませんか？　よく考えてください。賛成という言葉の使い方は一緒かもしれませんが，皆が師長さんと同じ意味で言っているかどうかなんて，確かめようもないじゃないですか」
看護師長「は？　何言ってるのあなた。バカじゃないの？」
解明師「師長さんは皆が『賛成』と言ったから，看護師の総意と判断したのですよね？」
看護師長「そうです。……それが何か？」
解明師「でも，それは表現が一緒なだけで，看護スタッフの背景の関心事や，それに込めた意味はわかりませんよね？」
看護師長「何言ってるのあなた？　わかるに決まってます」
解明師「と思っているのも，師長さん自身ではありませんか？」
看護師長「それはそうですけど。それが何か？」
解明師「では，皆同じだと『わかるに決まってる』と思ったのはなぜですか？」
看護師長「だから，皆が賛成というから……」
解明師「ですよね。言葉の使い方が共通しているから『皆同じ』と思っただけで，本当にそうか確かめたわけではないんですよね？」
看護師長「……では確かめてきます」
解明師「いや，総意だったかどうかは確かめられないんです。頭の中をひん剥《む》いて調べてみるわけにはいきませんからね。もっと言えば，ひん剥いてもわかりませんけど」

看護師長　「どうしろと?」
言語聴覚士　「私たち他職種も交えてもうちょっと話しあいましょう!」
看護師　「しかし、看護師の総意で決まったのに」
解明師　「なぜそう言えるのでしたっけ?」
看護師　「それは……」
言語聴覚士　「ぜひもう一度、私たちも交えて話しあいませんか?」
看護師長　「……そうするしかなさそうね。でもあなた、友達少ないでしょ?」
解明師　「よくわかりましたね(笑)」

(5)「では、〇〇すればいいんですね」と相手の信念を極端に押し進める

とはいえ、上記のようなやり方は、信念対立する相手が論理的に物事を考えるのが苦手だったり、反論すると激高しやすかったりすると、うまく仕掛けられないことがあります。そうしたケースでは、信念対立に陥っている相手の信念に寄り添い、あえて相手の信念を極端に展開することで、信念(の説得力)に疑惑を持たせるようにするとうまくいくときがあります。

具体的な仕掛け方としては、「わかりました。では〇〇すればいいんですね」「〇〇してみます」「あなたの言うとおりに〇〇してみます」「〇〇したらどうなるか、やってみましょう」「せっかくですから、僕も〇〇します」「よくわかりました! あなたの言うとおりに〇〇します」などがあるでしょう(〇〇には相手の信念が代入されます)。これは特に、相手が極端な信念を主張しているときに、カウンターパンチとして放つと有効です。それにより相手から、「確かに自分が言ったとおりだけど、こんなに変なこと言っていたのか」な

どのように、自身の信念への疑惑を引き出しやすくなります。


医師　「臨床心理士なんていらないんだよ。君たちがやることは、全部われわれ医者でできることなんだから」

臨床心理士（先輩）　「でですが……」

医師　「『ですが』じゃないよ、まったく。僕は臨床心理士なんて必要ないと思っているから」

臨床心理士（先輩）　「しっかりやってるつもりなのですが」

医師　「決してそうは見えんがね」

臨床心理士（後輩＆解明師）　「わかりました。じゃ先生、私たち臨床心理士はこれで帰りますから、残った心理臨床の仕事は先生に全部お任せします」

医師　「何⁉　そういう話じゃないだろう！！！」

臨床心理士（後輩＆解明師）　「これから楽させてもらえるなんて、先輩、なんだか悪いですね」

医師　「おい！　そういう意味で言ってるんじゃない‼」

臨床心理士（後輩＆解明師）　「だって、心理臨床の仕事は医者がやるから必要ないって、言ってくださったじゃないですかぁ」

臨床心理士（先輩）　「先生はそういうこと言ってるわけじゃないだろう！」

臨床心理士（後輩＆解明師）　「え⁉　そうなんですか？　でも『君たちがやることは、全部われわれ医者でできる』『僕は臨床心理士なんて必要ない』って先生、今さっき言いましたよね？」

医師　「言ったかもしれないけど……。しかし、そういう話じゃないんだ」

臨床心理士（後輩&解明師）「そういう話ですよ。じゃ先生、あとはお任せしますね（席から立とうとする）」

医師「待ちなさい!! ……君も極端だな」

臨床心理士（先輩）「……先生、お互い様ですよ……」

臨床心理士（後輩&解明師）「僕は先生の言うとおりにしようとしているだけなんですけどね」

医師「……まぁ頑張ってくれという話だ」

臨床心理士（後輩&解明師）「えっ!? 仕事しなくてもいいんでしょ?」

医師「駄目だ。自分たちの仕事をやってから帰りなさい」

臨床心理士（先輩）「……失礼いたしました……」

理学療法士（後輩&解明師）「役に立つものは何でも使える理学療法士になりたいんです」

理学療法士（上司）「それはやめたほうがいい。一つの治療技術を極めなければ、何もかも中途半端になってしまうぞ」

理学療法士（後輩&解明師）「でも、患者に役立つものは、何でも活用したほうがいいと思うんです」

理学療法士（上司）「駄目だ! 駄目!! 何か一つを極めなさい」

理学療法士（後輩&解明師）「わかりました。先輩が言うように、僕はたとえ患者に役立つ治療技術があったとしても、それは活用しないで一つの治療技術を使う理学療法士になります」

理学療法士（上司）「…それっておかしくないか?」

理学療法士（後輩&解明師）「だって、患者に役立つものは何でも使えば、何もかも中途半端になるから一つの治療技術を極めたほうがいいって、アドバイスくれたじゃないですか?」

理学療法士（上司）「いや、確かにそうは言ったかもしれないけど、なんか変じゃないか」

理学療法士（後輩&解明師）「先輩がそう言ったんですよ。僕はそれに従うって言っているのです」

理学療法士（上司）「……」

理学療法士（後輩&解明師）「さぁ、僕は今日から患者さんに役立つ治療技術があっても活用せず、あくまでも一つのことにこだわる理学療法士になるぞーっ!」

理学療法士（上司）「ちょ、ちょっと待て!」

⑹ 自滅に向かって後押しする

ところが、以上のように解明師が相手の信念を極端に展開できないぐらい、一切の意見を受けつけない暴君のような人が、信念対立解明アプローチの対象になるときがまれにあります。そういう相手は、ちょっとでも自身の趣旨と異なる展開になれば、権威を使ってねじ伏せようとしてきます。しかも、そのような専制的な暴君の周りには、その権威に服従する人々が必ずいます。権威という信念は、権威者自身がそれを内面化しているだけでなく、周囲の人々からの公式・非公式の承認が条件にこなければ成立しないためです。理由は、その二つの条件がなければ、権威の象徴である一人あるいは少数の人々が、他の人々に任意かのように服従を促すような関係を構成することができないからです。そうした状況が背景にあるため、権威主義的集団の信念対立に挑む解明師は、多勢に無勢でかなり劣勢に押しやられる可能性があります。

暴君が中心にいる権威主義的集団を前に、弱い立場に追い込まれた解明師ができることは、それほど多くはありません。権威主義的集団は、個人あるいは少数の人々の権威を無批判に受け入れるかわりに、それに属さない人々に対して攻撃的で、排他的になる傾向があるためです。僕の経験では、暴君のような人と、それに盲従し弱い立場に攻撃性を発揮する人々は、劣勢に追い込まれた解明師の働きかけを受けつけることはほとんどありません。

むしろ、権威主義的集団は、自分たちが引き起こした信念対立の解明に挑む解明師を、社会的に封殺しようとしてくるはずです。実際、かつて僕もそうしたケースに出会い、まるで暴君のような人から、「この業界で生きていけなくなるぞ！」と恫喝《どうかつ》されたことがあります。その予見は今のところ外れているわけですが、これまで論じてきた解明術弐号の方法では、信念対立に陥った権威主義的集団に対応することはできません。

ではこのようなケースではどう対応すればいいでしょうか。結論からいえば、こうした事例に対する解明術弐号では、暴君にとり憑いた「私には権威がある」という信念と、周囲の人々の「権威への服従」という信念そのものから解きほぐしていくようにします。つまり、そうした状況の解明術弐号では、権威の成立根拠（暴君自身の権威の内面化〈信念〉と、人々の承認〈信念〉）から崩していくように仕掛けていくのです。

それにあたって解明師がやることは、失敗への後押しです。ある個人や少数の人々が権威化する背景には、これまでの成功体験が支えになっているはずです。おそらくそれがなければ、個人や少数の人々が、他の多くの人々に対して任意に奉じるような関係を築きはじめるきっかけが得られないためです。ですから、解明術弐号では、暴君とそれに服従する人々が、それをすると失敗しうると予見できる選択と決定を行うまで忍耐強く待ちかまえ、そのときが到来したら、妥当な方向へ訂正するよう意見したり協力を断ったりするのではなく、むしろ黙認や追認を行うことで、失敗に向かって突き進むよう背中を押すのです。

権威主義的集団はほかからのアドバイスが入りにくいぶん、失敗した後でも修正が効きにくいですから、いったんうまくいかない事態に遭遇すると、それが積み重なるようになりがちです。かつての成功体験によって勢力を大きくしてきた権威主義的集団は、失敗体験の積み重ねによって、暴君（権威を付与された個人あるいは少数の人々）に対する不満やストレスがたまりはじめることでしょう。暴君によって服従を強いられた状態は、契機－志向相関的に、つまり恣意的に構造を構成しうる人間原理に反するため、うまくいかなくなったときに、そのひずみが不満やストレスというかたちで表面化するからです。

解明師は、その機会をとらえて人々の不満やストレスを増幅させ、権威への服従という信念に疑義の余地をもたらしていくのです。その具体的方法は、人々に不満やストレスを語らせる機会をこっそり提供し、語った相手がそれから目を背けられない状況を作り出すというものです。

もちろん、暴君に服従してきた人々は、そこから離反することに対して臆病になったり、自身の不満やストレスが暴君に伝わることを恐れていたりします。だからそうした人々は、お互いの腹の内を探りあって、なかなか不満やストレスをさらけ出すようなことはしないはずです。特に、解明師が少し前まで信念対立の相手であった場合はなおさらです。

そこで解明師は、暴君の選択と決定のミスが重なり、そのあおりでつらい状況に遭っている人を見定めておき、その言外の雰囲気から不満やストレスがにじみ出ていると感じられるようになったら、こっそりと「どうしてうまくいかないんだろう?」「こういうことが今度も続くのかな?」「いつまでこんなことを繰り返すんだろう?」「これまではどうだったのですか?」「言いにくいけど、ちょっと変だと思わない?」「これってどうなんだろう?」などと問いかけていくようにします。タイミングさえ見誤らなければ、その問いかけが契機になって人々の暴君に対する不満やストレスがずるりと引き出され、権威への服従という信念が徐々に瓦解《がかい》していくはずです。

そうやって、誰か一人でも失敗を重ねる暴君への服従という信念に疑問を持つようになれば、たいていの場合その人が軸になって、同じように不満やストレス持つ人々に、「今の状況はちょっとおかしい」「こんなこといつまでも続けていられない」とこっそり言いはじめるでしょう。それにより、他の人々の暴君に対する権威の承認という信念に疑義が差しはさまれ、それが徐々に、しかし確実に、浸透していくことになるはずです。

もし、相手が不満やストレスに直面しても動かないようであれば、再び腹の奥底にたまったマグマがずるりと引き出される機会を与えたり、ほかにキーパーソンになりそうな相手を探していくようにしましょう。あるいは、暴君に対する相手の心境を逆手にとって、解明師から「本当にあなたがあの人を尊敬しているなら、責任を持ってアドバイスするべきじゃないか」とか、「そこまで怖いと思っているなら、ただたんに我慢し続けるより、思いきって手を切ったほうがいいんじゃないか」などと押してみてもよいでしょう。

以上のような働きかけによって、権威への服従という信念に囚われた人々が、それに対して疑義を持ちはじめたら、解明師は解明交流法で人々と信頼を深めつつ、解明術壱号（「講義9」参照）と参号（「講義11」参照）を慎重に仕掛けていくようにします。頼るべき対象を失った人々は、どことなく浮足立っているところがありますから、予想よりも解明術がヒットしやすいと思います。解明師は信念対立の解明に向かって、着実に解明術を仕掛けていくようにしましょう。

さて、権威の成立根拠の一端は、かつての成功体験によってもたらされた人々からの権威の承認ですから、それが崩れれば、当然のことながら暴君（個人あるいは少数の人々）のような人は、今までのように自分の思いどおりにならない状況にあせったり、イライラしたり、孤独に感じたりするでしょう。それが積み重なれば、暴君の権威の内面化にも陰りが起こる可能性が生じます。つまり、権威の成立根拠のもう一端も削がれるわけです。ここまで来るには時間もかかりますから、解明師は、暴君と周囲の人々の間で支配服従関係が実効性を持たなくなるまで、じっと待ち構えておくようにします。そして、ある程度の時期が経過し、劣勢に押しやられた解明師が影響力を持てるようになれば、必要に応じて、暴君（個人あるいは少数の人々）のような相手に対しても解明術壱号（「講義9」参照）、参号（「講義11」参照）を繰り出し、信念対立化した信念を相対化し、より建設的な関係の構築へともっていくとよいでしょう。

そういうと、「そもそも、いくら問題のある権威主義的集団だからといって、失敗に導き入れるなんて人間として許されるわけない！」と思う方がいるかもしれません。しかし、信念対立を引き起こすような権威主義的集団は、自分たちの信念を絶対化し、ほかからのアドバイスを受けつけません。つまり、そのような集団はたいていの場合、どうしても物事を多角的に検討することができず、より妥当な選択と決定を行えない可能性のもとにあるのです。だから、解明師が特に何もしなくても、ただひたすら忍耐強く待ちかまえていれば、放っておいてもドロ沼に向かって歩みはじめるはずです。解明師はそのとき正論でいましめるのではなく、服従を求める権威主義的集団のロジックにしたがって、黙認しておくだけでいいのです。それが見方を変えれば、ドロ沼にはまり込むよう背中を押す、という論じ方になるだけなのです。

なお、以上論じてきたこの方法は、普通用いることのない非常手段であるがゆえに、実際に行うときは解明師に忍耐と覚悟がかなり求められます。たとえば、暴君が本当にどうしようもないぐらい横暴だったときに、それに刃向かうことなくそっと失敗に導くことで、絶えがたい屈辱を感じることがあるでしょう。また、権威主義的集団の判断に解明師が反対しなかったからといって、積極的に賛成したと見なされたら、失敗の責任の一端を負わされる可能性もあります。万一、信念対立に陥った権威主義的集団が問題を引き起こしたことで、誰かの命が失われるようなことがあれば、とりかえしのつかない事態になります。この解明術弐号の場合、そのあたりのリスクも解明評価を通じてしっかり把握し、慎重に見極める必要があります。

したがって、この方法を用いるときは、それによって得られるであろうメリットがリスクを上回るかどうか、失敗への後押しがとりかえしのつかない問題を呼び込まないか、最終的に信念対立の解明に至れる見通しが立つかどうかを、しっかり考えるようにしましょう。もし、そうした観点から洞察し、権威主義的集団の失敗は通過点でなく、終着点になりそうだと予見されるようなときは、思いきってそこから逃げるか、ここで論じた以外の解明術を新しく編み出すか、信念対立解明アプローチ以外の解決方法を検討するようにしてください。くれぐれも、ひたすら我慢するようなことだけはやめましょう。

看護師　「先日入院してきた患者さんの治療コンプライアンスが悪いです。どうしたらいいでしょうか?」

看護師（師長＆解明師）　「そうね……。患者さんのご家族を呼んで病状を説明し、協力を要請しましょうか。お忙しいところ申し訳ないですが、先生から時間をかけて説明していただきましょう。先生（医師A）、その対応でよろしいですか?」

医師A　「対応の必要性を判断するのは私だ。キミが判断することではない!」

看護師（師長＆解明師）　「どういうことでしょうか?」

医師A　「『どういうことでしょうか』じゃない。キミの態度が生意気だと言っているのだよ!」

看護師（師長＆解明師）　「え?」

医師A　「調子に乗るんじゃないよ。ねぇ、先生?」

医師B　「……そうですね」

看護師　「すいません!　最初に先生方に相談するべきでした!」

看護師（師長＆解明師）「……私は対応を提案しただけですが……」
医師Ａ「看護師が医師に提案する？」
医師Ｂ「……あなたのそういう態度を、Ａ先生は戒めているのだと思いますよ。もう少しＡ先生の気持ちを察したらどうですか？」
看護師「すいませんでした」
医師Ａ「何が提案だ、まったく」
看護師（師長＆解明師）「……申し訳ございませんでした」
――約2カ月後――
看護師「先生、外来の透析患者さんがちょっと気に入らないことがあるとすぐにどなり散らすので困っているのですが……」
医師Ｂ「先生（医師Ａ）、どうしますか？」
医師Ａ「そういう患者ってどうやったって無理だよ」
看護師「……無理って言いましても」
医師Ａ「（看護師の発言を遮《さえぎ》るように）そっちで適当に対応しときなよ」
医師Ｂ「……そうですね」
（看護師〈師長＆解明師〉は黙認）
――約1カ月後――
医師Ｂ「肝炎患者さんがインターフェロン治療を拒否していることを、ご家族が『どうしてすぐに家族にも伝えてくれなかったのか』と苦情を言ってきています」

医師Ａ　「看護で対応しておいてくれ」
看護師　「看護でって，ご家族は担当医とお話したがっていますが……」
医師Ａ　「何言ってるの？　それがキミたちの仕事だろ？」
医師Ｂ　「え？」
看護師　「そっそんな……」
医師Ａ　「何？　文句あるの？　僕はキミたちなんていつでも潰せるんだよ？」
（看護師〈師長＆解明師〉は黙認）
――約3カ月後――
医師Ｂ＆看護師　「（医師Ａに振り回されて疲弊した表情で働いている）」
看護師（師長＆解明師）　「……いつまでこんなことが続くのでしょうね……」
医師Ｂ　「（ハッとしたような表情を浮かべる）」
看護師　「師長さんはどうして何も言わないのですか？」
看護師　（師長＆解明師）「……」
医師Ｂ　「……」
看護師　「（涙声で）私，もう辞めようかなぁって悩んでいます」
医師Ｂ　「……確かにこのままじゃよくないよなぁ」
看護師（師長＆解明師）　「患者さんのことや，Ａ先生のことを本当に想うなら，このままでよいはずはありませんね……」
医師Ｂ　「……」

――約1週間後――

看護師「先生、病状の説明を求めている患者さんがいらっしゃいますが……」
医師A「そもそも説明を聞いてわかるの？」
医師B「私でよければ対応しますよ」
医師A「？」
看護師「よろしくお願いします！」
医師A「なに勝手にやっているの？」
医師B「その患者さんは今どこにいるかな？」
看護師「こちらです！」
医師A「ちょっと待ちなさい！」
看護師（師長＆解明師）「（医師Aの発言を遮《さえぎ》るように）わからないのですか？　もうそういうやり方が通じる状況は終わったのです。さぁB先生、よろしくお願いします」

――医師Aが孤立しがちな状態が約1カ月続いた後――

看護師（師長＆解明師）「先生（医師B）、胃内視鏡検査を拒否されている方ですけど、やはりもう一度しっかりお話を聞いたほうがよいと思うのですよね。今のままだとなぜ拒否しているかわかりませんし、もしかしたら何かを誤解しているかもしれません」
医師B「私もそのことを今考えていたのですよ。しかしちょっと今手を離せないので、少し待ってもらえますか」
医師A「その方なら『前に内視鏡検査やったけど、苦しかっただけで何も見つからなかったから嫌だ』って病室でご家族に言っていましたが……」

医師B　「先生！」

看護師（師長＆解明師）　「検査そのものに不信感があるから拒否している可能性がありますね」

医師B　「その可能性はありますね。先生、有意義な情報ありがとうございます」

看護師（師長＆解明師）　「先生（医師A）、私たちがチームで仕事していけるように、私たちが何のために医療を提供しているのかを、今度話しあいましょうね」

医師A　「……」

看護師　「ぜひそうしましょう！」

医師B　「だけど今はまず、目の前にいる患者さんの対応に専念しましょう」

看護師看護師（師長＆解明師）　「ええそうですね」

（7）いったんあえて信念対立を激化させる

実は（6）に加えてもう一つ、裏技とでも言うべき解明術弐号の方法があります。それは、相手が信念対立を積極的に仕掛けてくるようなケースで用いる方法です。

信念対立の解明に取り組んでいると、「どう考えてもわざと突っかかってきている」とか、「意図的に不毛な批判をしてきている」「信念対立が起こるとわかったうえで、ムチャクチャやっている」と思わざるを得ないケースに出会うことがあります。たとえば、皆さんが患者の訴えに傾聴しているときに限って、わざとらしく後ろで咳ばらいしてくる同僚に出会ったことはありませんか。あるいは、年末の実績評価のときに、皆さんの一年間の取り組みを、あたかも自分であげた成果かのように勝手に報告している上司に出会ったことはありませんか。もしくは、信念対立を煽《あお》りたてるかのように、あることないこと言い立てる輩《やから》にからまれたことありませんか。実際、僕は「信念対立研究に取り組んでいるなら、これぐらい批判されても平気でしょ」と言われて、根も葉もないメチャクチャな誹謗中傷を浴びせかけられたことがあります。ここで論じる解明術式号は、そのような「わざと信念対立になるよう振る舞ってくる」ような相手の信念の成立根拠に、疑いの動機を持たせる方法です。

　では、それはどのような方法なのでしょうか。結論からいえば、解明師と相手との間で信念対立の問題性を共有しあえるように、解明師もわざと信念対立が激化するように振る舞うのです。意図的に信念対立になるよう振る舞うような相手は、「これぐらいなら大丈夫だろう」と思っていたり、単なるわがままでそうやっていたり、信念対立はあったほうがいいと思っていたり、関係する人々のことをなめていたりして、そう振る舞っていることがあります。そのようなしみったれた相手にこれまで論じた正攻法の解明術を仕掛けても、問題意識を共有しあうことは難しく、適当にあしらわれておしまいになることが少なくありません。ですから、相手が調子にのって積極的に信念対立が起こるよう仕掛けてくるときは、それを逆手にとって、あえて信念対立が熾烈《しれつ》を極めるような方向に向かって仕掛けるようにします。

　具体的には、相手とは相反する価値観を解明師から執拗にぶつけて対立関係を深め、にっちもさっちもいかず、このままでは先がないと確信させる方法があります。その際、解明師は内心クールにかまえつつも、振る舞いは相手を消耗させるようねちっこく攻め続けたり、威圧するように見せたりすることができれば、よりうまく信念対立の激化に持ち込めるでしょう。もし、自ら信念対立の激化に仕向ける言動を発することにためらいがあるようでしたら、相手が突っかかってきたときに、相手よりもひたすらしつこく食い下がって、口論を仕掛けてみるだけでもよいでしょう。

それにより、わざと信念対立を仕掛けてくる相手が、「こいつにこんなことしていたらマズイかも」とか、「このままじゃえらいことになるかも」「こいつは食えないヤツだ」「この人はちょっとやばいな」「信念対立していたらどうにもならないぞ」などと思わせることができれば、さしあたり成功です。そのような思いは、信念対立が起こるような振る舞いをしなくなるなど、相手の言動の変化として現れるものですから、解明評価でしっかりキャッチするようにしましょう。そして、解明師はタイミングを見計らって、解明交流法で相手とあらためて信頼を深めながら、解明術壱号（「講義9」参照）や参号（「講義11」参照）を繰り出していくようにします。

理学療法士　「作業療法士って理学療法士の物真似ばっかで専門性がわかんないよね（笑）」
作業療法士（解明師）　「……またその話ですか？」
理学療法士　「そうだよ、専門性って重要だからね。専門性が不明瞭な作業療法士はまずいよ」
作業療法士（解明師）　「そうですか？　これまで何度も繰り返して言っているように『仕事、日常生活、遊びなどの作業をできるようにする』という専門性があるんですけど……」
理学療法士　「それがわかりにくいの！」
作業療法士（解明師）　「でもまぁ、チーム医療が重視される時代ですし、専門性の枠組みにとらわれないほうがよいかもしれませんよ」
理学療法士　「そんなことないでしょ。専門性が明確でなければ、チームの一員として認められないし。作業療法士さんもっと頑張らなきゃ仕事なくなるよ、マジ。失業まっしぐら！」
作業療法士（解明師）　「そこまで言わなくても……」

理学療法士「言わなきゃわからないでしょ」
作業療法士（解明師）「……しかし，本当にしょうもない奴だなぁ，お前」
理学療法士「いっ，いきなり何，その言い方？」
作業療法士（解明師）「人のこと心配している暇があるなら，わが身を心配したほうがいいんじゃないか」
理学療法士「どういうこと？」
作業療法士（解明師）「そもそも理学療法士の専門性ってそんなに確かなものなの？」
理学療法士「運動療法や物理療法を使って障害された基本動作能力の回復が，理学療法の専門性のひとつなのは確かだよ」
作業療法士（解明師）「そうかなぁ。ぶっちゃけそのなかには，作業療法士でも柔道整復師でもやれることあるんじゃないの？」
理学療法士「そんなわけない」
作業療法士（解明師）「（言葉を遮《さえぎ》るように）そんなわけあるでしょ。特に柔道整復師と理学療法士の違いってよくわかんないよ。むしろ開業権があるぶん，柔道整復師のほうが有利じゃないの？　失業が心配だね」
理学療法士「ちょっ，ちょっと勉強不足も甚だしいんじゃないの？」
作業療法士（解明師）「もしかしてそんなことも気づいてなかったのか。勉強不足をはるかに通り越して人生経験ごと不足しているのね。残念な人だ……」
理学療法士「いちいち人を馬鹿にした言い方するのはやめろよ！」
作業療法士（解明師）「あれ？　半泣きになってる？」

理学療法士「なってねーよ！　ちょっと感じ悪すぎるんですけど！」
作業療法士（解明師）「刺激が強すぎたかな？　あなたの真似しただけなのに（笑）」
理学療法士「……」
作業療法士（解明師）「もっとやってやろうか？」
理学療法士「もういい、もういい！　ちょっとうざいわあんた……」
作業療法士（解明師）「あなたがやっていることのエッセンスを、そのまま返しただけだけどね」
理学療法士「……」
作業療法士（解明師）「いつも言っているように、あなたのやり方ではどうしても不毛になるから、専門性に囚われて他人にとやかく言う前に、まずはチームの一員として患者さんのために何ができるかを考えたほうがよいと思うよ」
理学療法士「うーん……」
作業療法士（解明師）「あれ？　もう少し嫌な気分を味わったほうがいいのかな？」
理学療法士「いや、にっちもさっちもいかないから、もういいよ（苦笑）」
作業療法士（解明師）「じゃ、お互いに気分を入れ替えて、これからは状況と目的に照らして何ができるかを問いあうようにしようね」
理学療法士「……わかったよ」

以上の例を見て、もしかしたらちょっと退いてしまった方がいるかもしれません。でも、解明術弐号のモチーフは、信念対立にかかわる人間の疑義の余地なき信念の成立根拠を削ぐことです。だから、「信念対立をわざとふっかけてやれ」という相手の信念に疑義の余地を生むために、あえて解明師がいったん信念対立を激化させ、何の成果も得られない不毛な状況を強く体感する契機を与え、相手の心境が「信念対立したらまずいかも」などのように変化すれば、さしあたり目的達成なのです。その変化が読解できたあとは、解明師として正攻法に解明術を用いていけばいいのです。

もちろん、このような裏技的な解明術弐号が成功するには、綿密な解明評価であらかじめ信念対立の全体像をつかんでおく必要があります。そうでなければ、解明師がわざと信念対立を激化させたことによって、とりかえしのつかない状況に陥ることもあるためです。皆さんがこの解明術弐号を活用する場合は、信念対立を仕掛けてくる相手の肝のすわり具合や悪質さをしっかり見定めるようにし、浮ついたところがあるかどうかを見抜いておくようにしましょう。それにより、もし相手が、度胸もないくせにただ単に小賢しいだけで信念対立をふっかけてきているようであると読み切ることができれば、信念対立の奥底にあるほの暗い終わりの世界にいったん引きずり込み、自身の信念に対する疑いの動機が芽生えるようにしてあげてください。

3　まとめ

解明術弐号は、解明術壱号では解けないぐらい絶対化された信念に、疑いの眼を向けさせる方法です。つまり、疑義の余地を失いきった信念を持つ相手が、それに対して疑問を持てるようになれば、さしあたり成功だといえます。

今回の講義で論じた内容は、前回の講義で論じたものとは異なり、かなりアグレッシブな技法ばかりです。なかにはちょっぴり過激な技法もあるため、皆さんのなかには「こんなことできないわ」と思う方がいるかもしれません。でも、解明術弐号は、「講義6」で論じた解明態度を身につけたうえでさらに解明評価を実施し、解明術壱号がヒットするかどうか判断したうえで仕掛けます。つまり解明術弐号は、地ならしされた後に繰り出しますから、もしかしたら想像されているよりもサラッとできるかもしれません。

次回は、信念対立に陥った相手の信念を解明術壱号と弐号で相対化したうえで、人々が志向性を共有しあいながら、建設的関係を構築していくための土台を作る基礎技法について論じていきます。信念対立の解明に向けてしっかり学んでいきましょう！

講義 11

信念対立解明アプローチの基礎技法
——解明術参号

1 相互了解可能性が担保された回路を構築すること

解明術参号は、信念対立に陥った人々がお互いに承認し、協力しあえる関係に至り、前に進める可能性の範囲を拡げるための技術です。この技術は、「講義5」で論じた信念対立解明の第三条件に対応しており、解明術壱号と弐号で得られた自他の信念の相対性と多様性への気づきから、さらにもう一歩踏み込んだ建設的関係へと、シフトチェンジできる可能性を提供するのです。

解明術参号ではまず、人々が共有しうるメタレベルの志向性（「講義6」で述べましたが、これは「超志向性」と言います）を意識化できるよう仕掛けていきます。大きくいうと、この方法のポイントは二つあります。まずは、各人が置かれている諸契機（現実的制約など）を踏まえたうえで、お互いの志向性が妥当かどうかを問いあい、ともに納得しあえる共通目標（超志向性）をつむぎ出していくようにするのです。次に、そうして見いだされた超志向性に照らしあわせて、諸信念の妥当性を検討しあえる機会を提供します。つまり解明術参号では、共通の目的のもとで、信念（構造）の適切さについて検討しあっていくのです。それによって、特定の状況のなかで、お互いの関心や目的を踏まえたうえでより妥当な信念（構造）が見いだされる機会が得られ、信念対立という問題から抜け出して前に進める可能性が開かれる、という話になるわけです。

このような解明術参号は、基本的に、解明術壱号や解明術弐号によって信念の相対化を行ったうえで実施していきます。つまり、相手が信念の多様性に気づいたうえで、これから論じるようなやり方で仕掛けていくのです。信念対立化している相手にいきなり解明術参号を繰り出しても、「関係ない」の一言で終わってしまうこともありますから、注意が必要です。

2　解明術参号の具体的方法

（1）「共通している目標はありませんか？」と問いかける

信念対立に陥った相手に超志向性への気づきを促すには、自分と他人の間に共感しうる目的があるのかを、考えさせる必要があります。共感できるかもしれない志向性が見いだせれば、お互いの違いを越えて歩み寄れる可能性の幅が広がるためです。

具体的な方法としては、「共通の目標になりそうなものはありますか？」「いろいろ話しあってきましたが、あなたと相手の間に重なりあう関心はありませんか？」「共有できるような目的はありませんか？」「相手の関心事のなかで納得できるものはありませんか？」「自他の間でピンとくる目標はありませんか？」「同意できる観点はありませんでしたか？」「共感できる感覚はありませんか？」などの問いかけがあるでしょう。

信念対立に陥った人々でも、自身が遭遇してきた諸契機や志向性に気づき、それに応じて信念が構成されていると自覚できていれば、これらの問いかけがきっかけになって共通目標になりそうな超志向性に至ることができるはずです。超志向性が明確になれば，人々は似たような観点から物事を考えられるようになりますから，信念対立が発生する余地を削ぎ落とす可能性を開くことができます。

そして，解明師は上記の問いかけによって相手の洞察が進み，超志向性に至ることができれば，「お互いに納得できる観点を軸に話しあっていきませんか？」「共通目標に照らして介入内容を決めていきましょう」「目的は共有できているのだから，それを達成するための方策を考えあってみませんか？」「その観点を共有しながらコミュニケーションしましょう」「共通の観点を活かして連携していくとよいのでは？」などの言葉掛けによって，より建設的関係へとさらに後押しするようにしてください。

介護福祉士　「これまでのやりとりから，私には介護の効率性に関心があることがわかりました」

看護師　「私は安全に病棟生活を送ることに，関心があったと思います」

作業療法士　「私は患者のADLの自律に関心がありました」

解明師　「なるほど。皆さんそれぞれの関心が異なるわけですが，互いに相手の関心事のなかで納得できそうなものはありませんか？」

作業療法士　「常時，患者の生活全般にかかわってリスク管理を行っている看護師からすれば，病棟生活を安全に過ごすことに関心が向くのは当然かなぁと思いました。それに，介護士の日頃の激務を考えれば，手間のかかるADL訓練よりも，効率的な介護に関心がいってしまうのも仕方がない気がしてきました」

看護師　「それは私も同じかな。最初は，作業療法士がリスクを負ってまでADL訓練することに賛成できなかったけど，自律に関心があるってわかってからは理解できるようになった気がします」

介護福祉士　「私もそう。介護のことだけ考えたら，患者が中途半端に動けるようになるよりも，寝たきりのほうが効率がよいところがあるのですが、患者が少しでも自分の意志で生活できるようにするという作業療法士の関心を知ってからは、納得できる部分もあります」

解明師　「お互いの関心を知ることで、価値観の共有も進んだのですね。そうしたことを踏まえて、共通の目標になりそうなものはありますか?」

看護師　「よくわからないけど、皆自分の満足と患者の満足の両方を高めようとしている点は、同じじゃないかなぁと思いました」

解明師　「どうして?」

看護師　「介護士が介護の効率性を求めるのは、介護の負担を軽減しつつ、患者がちょっとでも楽に過ごせるようにということもあるだろうし、作業療法士が考えるADLの自律も、患者のニーズに応えるということと、自身の専門家としての達成感を得ようとしているのだと思う」

介護福祉士＆作業療法士　「そうそう。そうだよね。」

解明師　「ということは、共通目標はどうなりますか?」

看護師　「う～ん、そうね。共通目標は『患者とスタッフの満足の両方を高めたい』というものになるかな?」

介護福祉士　「そのとおりですね」

作業療法士　「だいたいそうだと思います」

解明師　「これからは、この共通目標を前提にしてお互いに連携していきませんか?」

看護師　「争っているよりもそのほうがいいですね。お二人はどうですか?」

介護福祉士＆作業療法士　「もちろん賛成です」

以上のように、超志向性は、関係する人々が互いの関心を確認しあい、そこからボトムアップするプロセスを通して至れることがあります。もちろん、超志向性は関係する人々がこの時点で納得できるものにすぎないため、その内容を絶対化することはできません（超志向性も人為的に構成された構造ですから、原理的にも絶対化は不可能です〈「講義2・4」参照〉）。しかし、信念対立化していた人々の間に「共通目標がある」という確信がとり憑いた状態は、それがなかったときに比べて、格段にポジティブな状態として体感されるはずです。なぜなら、信念対立に陥った人々は、共通目標を見いだせなかったために、その問題に向かって落ち込んでいった側面があるからです。

もちろん、上記の例のように毎回、志向性からストレートに超志向性まで推進できるわけではありません。実際には、互いの関心がわかっても、そこから自ら洞察してみても、共通目標を見いだせないケースもあるのです。特に信念対立が激しかった場合、人々はちょっと前まで「わかりあえない」と強く感じていたわけですから、そうした問題が顕著になるでしょう。

(2)「どのような目的であれば共有できそうですか？」と問いかける

信念対立が激しかったケースでは、お互いの志向性から超志向性をボトムアップするのではなく、アブダクション（仮説形成）するようなかたちでそれを定めてしまう、というやり方が使えるでしょう。つまり、お互いの志向性の異同を踏まえつつ、新たに共有できそうな超志向性に向かって跳躍していけるよう、促していくのです。

具体的には、「では、どういう観点であれば皆さんでシェアできるでしょうか？」「ここにいるメンバーで共鳴しあえる目的は、どういったものになると思いますか？」「お互いの目標を考慮に入れたうえで、どのような目標を新たに置けば共有できるでしょうか？」「それぞれの目的に配慮しつつ、それでもなお合意できる目的には、何があると思いますか？」「どういう観点ならお互いに納得できますか？」などの問いかけがあります。それによって、相手はお互いの志向性の相違を踏まえたうえで、新しく共有できそうな超志向性の設定に向かって考えていく機会を得ることができるでしょう。

その際の注意点としては、人々の間で新しい超志向性が提案されたら、それが共通目標になりうる理由を開示し、妥当性を問いあえるようにする、というものがあります。このプロセスが欠けると、人々はそれが超志向性になりうる理由を深く納得できず、それを押しつけられたと感じてしまい、別の信念対立が発生する温床になりかねないためです。

医師（先輩）「ターミナルケアは全人的ケアが重要になるから、看護師やコメディカルにも対等に意見を言ってもらいたいと思っている」

医師（後輩）「私は看護師たちがそこまでできるとは思えないのですよ。全人的ケアの重要性は共感できますが、やはり医師を中心のチームにしていきたいと思っています」

看護師（先輩）「確かに、実際のところ、先生たちから指示されるままに仕事していますからね。私も医師の指導のもとに結束するチーム医療に関心があります」

看護師（後輩）「でも、看護師にはケアの責任がありますから、看護にできることは看護に任せてもらいたい、という気持ちがあります」

医師（後輩）「お互いの関心がどこに向いているのかはわかりますけど、これは共有するのは難しいと思いますね」

看護師（先輩）「でも、このままだと雰囲気の悪い職場のままですよ。ただでさえ、チームがうまく機能していなくて困っているのに……」

解明師「では、それぞれ異なる関心があるということを前提にしたうえで、大勢が納得できそうな共通目標を新たに設定してみませんか？」

医師（先輩）「新しい共通目標？」

解明師「ええ。お互いに異なる関心事からは、チームメンバーが受け入れられる共通の関心を導けそうなものなんですよね？」

看護師（後輩）「そう思います」

解明師「ですから、お互いの違いを認めあったうえで、それぞれが『なるほど！』と思えるような共通目標を、新たに考え出していけばいいのではありませんか？」

医師（先輩）「う～ん……ありそうかね？」

医師（後輩）「『雰囲気の良い職場にしたい』というのはどうですか？（笑）。だめ？？」

看護師（先輩）「それは同意できます。スタッフの雰囲気が鬱《うっ》々としていて、患者もどことなく気遣ってますからね」

医師（先輩）「でも、それはチーム医療のあり方にはあまり関係ないのでは？　それに、どうすれば達成できるかもわかりにくいし」

解明師「なるほど。ほかにもっと大勢が納得できそうな共通目標の候補はありませんか？」

看護師（後輩）「みんないろいろな関心がありますけれども、それを言いあえる感じになって雰囲気も変わりましたよね。なので、『お互いの関心を共有しあうこと』を共通目標にしてはどうですか？」

解明師　「どうして？」

医師（後輩）　「今までお互いの関心の所在を明確にしなかったから、コミュニケーションがギクシャクしていたから、ということ？」

看護師（後輩）　「はい」

看護師（先輩）　「そうねぇ。言われてみれば、まずはもっとお互いの視点を知りあう必要があるわね」

医師（先輩）　「ほら、看護師も医師に依存せず対等に意見を言えるでしょ？ きっとコメディカルもいけると思うよ」

医師（後輩）　「確かに（笑）」

解明師　「では、共通目標はしばらくの間、『お互いの関心を開示して共有していく』にしておきましょう」

看護師（後輩）　「はい！ それがもっと浸透したら、きっと次の共通目標が見えてくると思います！」


以上のように、信念対立に陥っていた人々の関心から共通目標をストレートに抽出できない場合、解明師は多くの人たちが合意できる新しい共通目標を、あらためて設定するよう、洞察を促していきます。その際、これまでのやりとりから発想がポ～ンっと跳躍することでしょう。ですから、新しい共通目標になりうる理由を開示してもらい、他者がその理由（跳躍のプロセス）を追えるようにするのです。

上記の例でいえばそれは、医師（後輩）の「今までお互いの関心の所在を明確にしなかったからコミュニケーションがギクシャクしていた」や、看護師（先輩）の「まずはもっとお互いの視点を知りあう必要がある」などがそれにあたります。このように、新しい共通目標が設定される理由が示されていれば、それが何の理由もなく置かれるときに比べて意味を検討できるぶん、自分たちのものとして受け入れやすくなることでしょう。

とはいえ、ときには上記のように解明術参号を繰り出してもなお、関係する人々が超志向性に至れない場合もあります。そういうときはどうすればいいでしょうか。

(3)「○○は共通目標になりうると思うのですが？」と問いかける

その場合、解明師のほうから共有できそうな共通目標を提案することになります。つまり、ここまでの信念対立解明アプローチで把握できた情報を、文脈込みで読解したうえで、「○○は共通目標になりませんか？」と持ちかけるのです。

そのコツは、解明評価や解明術壱号・弐号で得られた情報とその内実をよく振り返って考えて、人々の志向性が成立するに先立ってどのような前提が必要になるかを考え抜くことです。つまり、人々は気づいていないけれども、それぞれの志向性の土台になるような隠された超志向性にめがけて、洞察していくのです。それによって、解明師の立場から信念対立に陥っていた人々に向けて、共通了解されうるであろう共通目標を提案できる可能性を開くことができます。

具体的な仕掛け方は、上記のほかにも、「今までのやりとりから、私は○○が共通の観点になるんじゃないかと思ったのですが、どうでしょうか？」「目的は○○にすれば、皆さん納得できるのではありませんか？」「私のほうからの提案ですが、○○という関心なら皆さんで共有できませんか？」「今までの話から、ここの共通目標は○○にあるといえませんか？」「○○という観点であれば皆さん了解できませんか？」「○○に視点を置けば共有できるように思いませんか？」などがあります。

もちろん、上記の○○に代入する共通目標は、ここに至るまでの信念対立解明アプローチで得られたさまざまな情報を踏まえたうえで、関係する人々が納得できそうな内容をめがけて決めていきます。その際、これまでに得られた情報のみに限って考えるのではなく、それらをしっかり並べて文脈をすくいとるようにします。そのようにしてはじめて、人々がしっくりくる共通目標の提案ができるようになるでしょう。

ただし、解明師から提案される超志向性は、人々にむりやり押しつけるものではなく、人々が超志向性に気づけるような契機を与えるものにすぎません。したがって、解明師から超志向性の候補を提案するときは、「私はそう思うのですが、皆さんはどうですか？」などのように、相手が訂正の機会を持てるような言い方になるよう配慮しましょう。

指導員（A）「精神障害者の就労指導しているけど、私は彼らに一般社会でしっかり仕事してもらうことに関心がありますから、前もって仕事に必要な体力、健康的な生活習慣、コミュニケーションなどの基本的な社会生活技術は、身につけおくことが重要だと考えています」

指導員（B）「私は障害者には障害者なりの働き方があるという観点に立っていますから、Aさんが重視しているようなことは、実際に働きながら徐々に身につけていけばいいと考えています」

解明師「お二人で共有できそうな関心や観点には、何がありそうですか？」

指導員（A）「もちろん、今となってはBさんの関心も十分理解できますよ。とても重要だと思う。だけど私はやっぱり、仕事ってそんなに甘いものじゃないと思っちゃうなぁ」

指導員（B）「私もAさんの関心はよくわかります。その点は私たちの関係は一歩前進したと思うのです。でも、私たちだって今の仕事に必要な社会生活技術は、働きながら身につけたと思うんですよ。障害者も同じじゃないですか？」

指導員（A）「確かにねぇ……。だけど、これはなかなか溝が深いぞ（苦笑）」

解明師「なるほど。これまでの話から私は、お二人は『障害者本人のために』という点は共通の目標になっているように感じていますが……」

指導員（A）「どういうことですか？」

解明師「もう少し説明すれば、Aさんのしっかり仕事してもらいたいという関心も、『障害者本人のために』ということが前提になっているでしょうし、Bさんの障害者なりの仕事の仕方を行ってもらいたいという観点も、『障害者本人のために』という関心が前提にあると感じているのです。それがなければ、そもそもお二人の関心は何のためにあるのかがわからなくなると思われるためです。それについては、実際のところどうなのですか？」

指導員（B）「なるほど！　言われてみれば私たちは気づいていなかっただけで、『障害者本人のために』という関心を前提に持っているように思います」

指導員（A）「確かにそうですね！」

このように、関係する人々が超志向性に至れないときは、解明師が文脈を読み解きつつ、それぞれの志向性の背景にくるような超志向性を言い当てていくようにします。もちろん、人々が解明師によって提案された超志向性に納得できなければ、新たな信念対立の温床になりかねません。だから、ここに至るまでのやりとりから隠された事柄までしっかり洞察し、たとえるなら、人々の一番の根底にありそうな超志向性を読み当てるようにしていきましょう。

（4）「○○という現実的制約のもとで、達成できそうな共通目的でしょうか？」と問いかける

以上で論じてきたような方法によって超志向性を定めることができても、それが理想論にすぎないものであれば、信念対立の向こう側へ進むための共通了解可能性を担保する回路にはなり得ません。超志向性が実際の状況からかけ離れたものであれば、それの実質化に至ることができず、「結局のところ、信念対立を低減するなんて夢物語だよねぇ」でおしまいになってしまうためです。ですから、解明師によるさまざまな促進や提案によって、人々が超志向性の明確化に至ることができれば、それが諸契機を踏まえたうえで実現できるものかどうかを検討し、修正を加えていく必要があります。コントロールしがたい諸契機を多少なりとも踏まえて超志向性を修正していったほうが、実際に達成できる共通目標になりうるためです。

具体的な方法には、「現実的にはどうですか？」「どのようなバリアが実際のところありますか？」「現実的制約には何がありますか？」「共通目標の実現に向けて考慮しなければいけないことはありますか？」「共有できる目的の達成に、何か障害になりそうなものはありますか？」「実際のところ考えられるハードルには何がありますか？」などがあるでしょう。解明師はこれらの促しによって、信念対立に陥っていた人々が、自分が置かれている諸契機を踏まえたうえで、それでもなお達成できる超志向性に至れるようサポートしていくのです。

なお、諸契機は本来的に、現実的制約やハードルのみを意味しません。しかし、解明術参号ではリアリティのある共通目標を立てるという観点に立ちますから、諸契機のそうした側面がクローズアップされるのです。

看護師（A）「当院では看護の標準化を実現するという共通目標を達成するために，これからはすべてのケースでエビデンスに基づいた看護を行うようにしましょう！」

看護師（B）「あー，ムチャクチャ忙しくなりますね……」

解明師「皆さんが看護ケアの標準化という共通の視点に立てたことは，かなりの前進だと思います。だけど，実際のところどのようなことが制約になってきそうですか？」

看護師（B）「時間，お金，そして何よりもマンパワー」

看護師（A）「確かに，今でも限られた範囲でやっているのに，それに加えてエビデンスの導入となると大変ですね。でも，せっかく共通目標ができたんだし，やるしかないですよ……ね？」

看護師（B）「いやー，でもかなり厳しいですよ，実際」

解明師「そうですよね。だから，時間的，経済的，人的制約を踏まえたうえで，それでもなお達成できそうな共通目標に微修正していく必要があるのだと思います」

看護師（A）「そんなのあり？」

解明師「もちろん」

看護師（B）「では，いきなり全ケースに標準化された看護を行うのではなく，それが必要になるケースを検討して，現実的に実現できる範囲で行っていくとしたらどうですか？」

看護師（A）「いきなりスケールダウンした印象がありますけど，そこから始めていくしかなさそうね」

解明師「看護師同士がいがみあわずに協力しあえるための共通目標ですから，無理して達成できなければ元の木阿弥になってしまいかねません。なので，実際的な条件は考慮したほうがいいと思います」

看護師（B）「はい」

以上のようなやりとりを通して、現実的制約になりうる諸契機を踏まえたうえで、超志向性を修正していくのです。それによって解明師と人々は、単なる理想論には収まらない、実現しうる共通目標を設定することができるでしょう。

(5)「○○という現実的制約を考慮したほうが、共通目標の達成につながりやすいと思いませんか？」と問いかける

その際、もし相手がバリアになりかねない諸契機に気づかなければ、解明師からそれについて示唆していくことになります。つまり「○○については共通目標の障壁になるように思うんですけど、どうですか？」と問いかけていくのです。このとき注意すべきことは、超志向性に至れた人々はたいてい次なる可能性を感じて喜んでいますから、ハードルになりうる諸契機の示唆はそれに水を差すように言ってはいけない、ということです。信念対立から抜け出して前に進める可能性があるという喜びは、共通了解可能性の回路構築のドライバになります。だから、ここでの解明師の仕掛け方は、可能性に開かれたものである必要があります。

具体的には、「共有された目的は、○○という現実的制約を織り込んだほうが実現に近づくと思いませんか？」「共通の関心を達成するには、○○や××を考慮するともっとよいんじゃないかな？」「その共通認識に基づいて実践するなら、○○とか××、△△などのバリアも検討しておくとさらによいと思うんだけど、どうかな？」「その共通目標に向けて動きだすなら、○○などが障害になるかもしれないので、それも考慮しておけばもっといいと思うのだけど？」「○○や××も考慮したうえで、お互いが納得した観点を再検討すれば、もっとよいものになると思いませんか？」などの言葉掛けがあるでしょう。つまり、実際的な条件にな

りうる諸契機を念頭に置けば、さらに良いものになるだろうという論法で示唆していくのです。

解明師　『患者満足度』の高いリハビリテーションを提供するという共通目標を達成するうえで、考えられる現実的制約には何があると思いますか？」

理学療法士　「まぁ、ここはやるしかないっしょっ！」

言語聴覚士＆作業療法士　「そうだよね！」

解明師　「皆さんやる気まんまんですね（笑）。私としては、皆さんが一人ひとりの患者に費やせる時間は限られているでしょうから、時間配分や人員配置なども考慮したうえで共通目標を再検討すれば、さらに良いものになると思うのですがいかがですか？」

理学療法士　「確かに、時間がないという問題があるよねぇ」

作業療法士　「マンパワーも不足気味だし」

言語聴覚士　「ということは、共通目標は絵に描いた餅ってこと？」

解明師　「いえ、そうではありません。そういう制約も織り込んで共通目標を考えると、実現できる可能性が高まるのじゃないかという前向きな提案です」

理学療法士　「そうですね。そうしましょう」

以上のように、信念対立していた人々が、超志向性の現実的制約になりうる諸契機に気づけない場合は、解明師からポジティブな言い回しで示唆していくことになります。繰り返しますが、それによって人々の出鼻をくじかないよう、「より良い共通目標にするためには」と強調しながら、実際に制約になりそうなことについて端的に指摘していくようにしてください。

(6)「どうすればその現実的制約はクリアできそうですか?」と問いかける

ところが、現実的制約を考慮しはじめると、それを理由にして共通目標そのものを放棄しようとする人々が出てくることがあります。つまり、信念対立に陥っていた人々のなかから「現状追認」を求める声があがり、信念対立へと舞い戻ろうとする力動が生まれてくるのです。

もちろん、超志向性に現実的制約となりうる諸契機を織り込むということは、さまざまな障壁を既成事実として受け入れましょう、というわけではまったくありません。超志向性の同定にあたってコントロールしがたい諸契機に配慮する理由は、超志向性の実質化の可能性の範囲を押し拡げるためであり、当然のことながらクリアできる現実的制約であればそれの克服をめがけていくことになります。信念対立の先へと行くためには、万難を排して前に進む覚悟が必要になるときもあるのです。したがって、もし相手が現状追認に傾きかけるようであれば、共通了解可能性が担保された回路の編成に向けて促していくことになります。

具体的には「現実的制約のなかで克服できそうなものはありませんか?」「どのように工夫すればバリアを切り抜けることができますか?」「いかにすればそれらの障壁は乗り越えられるでしょうか?」「共通目標を達成するために、どうすればさまざまな障害を越えることができるのでしょうか?」「足かせになる課題を攻略するにはどうすればいいでしょうか?」などがありうるでしょう。そういった言葉掛けによって、現状追認に傾きかけた流れを食い止めていくことになります。

また、現実的制約の壁に阻まれて信念対立へと舞い戻りかけるような人々は、自らの洞察で現実的制約になりうる諸契機を越えられないわけですから、解明師がある程度克服の仕方を提案していくことも念頭に置いておきます。つまり、上記の問いかけでもなお現実的制約の先に進めないケースを想定し、行き詰まりかけたら積極的に妙案を示すようにするのです。

助産師「連携していくっていっても、医師と助産師はお産に対する考え方がやっぱり違いすぎるんですよねぇ。結局、先生は産婦に医学的介入を行いたいんでしょ？　私は自然分娩が一番だと思う。やっぱりこれ以上の歩み寄りはできないですよ」

医師「君は失礼な人だなぁ（苦笑）。僕に言わせれば、君は産婦のリスクに対して疎すぎるんじゃないか。危なすぎて君の判断はアテにならない。せっかくさらに連携を深めるという共通目標ができたのに、実際には不信が根深すぎて、こりゃ無理だね」

解明師「皆さんはより密な連携の必要性については納得しているんですよね。では、その共通の目的に近づくために制約となっている不信感は、どうすれば払拭《ふっしょく》できるでしょうか？」

医師「一緒に酒でも飲みにいくか？（苦笑）」

助産師「私はお酒飲めません」

解明師「不信はお互いの関心の違いにあるわけですから、お互いの専門性について勉強する機会を設けてみるというのはどうですか？」

助産師「ますますプライベートの時間がなくなるじゃないですか」

医師「時間がないんだよなぁ」

解明師「じゃカンファレンスするときに、自身の関心を開示しながら説明するとか？」

助産師「それならなんとかなるかもね」

医師「しなきゃ駄目?」
解明師「駄目ってことはないでしょうけど、おそらくしないよりしたほうが連携は深まるでしょうね」
医師「ではそうしますか」

「講義6」でも論じたように、信念対立は疑義の余地なき信念（現実）が矛盾することで生じます。つまり、信念対立していた人々は、自身の信念におもねいたほうがナチュラルな現実感覚を味わいがちです。そのため、新しく構築された共通了解可能性の回路が現実的制約に阻まれると、どうしても信念対立のほうに力動が傾いてしまうのです。なので、上記のようなやりとりを通して、現実的制約の克服に向けた検討を行うとよいでしょう。

(7)「現実的制約と共通目標を踏まえたうえで、どのような方法が最も役立つと思いますか?」と問いかける

諸契機を踏まえた超志向性を設定できれば、基本的にその超志向性に照らして役立つと予見される実践に取り組むことになります。実践とは契機‐志向相関的に構成する人間の営み（構造化）ですから、志向性が人々と共有されている以上、そこから展開する営みも共有される見込みが確保し得ます。つまり、現実的制約と共通目標を足がかりにして実践することによって、信念対立の解明がなされた現場にしていける可能性を担保することができるのです。

ただし、上述したように実践は人間の営みになるため、契機から影響を受け続けることになり、突きつめればやってみないと役立ったといえるかどうかよくわからない、という状態から逃れることはできません。

現実的制約と共通目標を踏まえたうえで最も役立つと予見される実践とは、やってみなくちゃよくわからないという話も織り込んだうえでのことです。だから解明師は、人々が絶対に役立つ方法を見つけられるようアシストするのではなく、役立つかもしれない実践に至れる可能性のレンジを押し拡げるという発想で促していくようにしましょう。

問いかけのポイントは、信念対立していた人々が、ともに役立つと思えるような手法を探り当てられるよう促すことです。具体的には、「うちの現場で共通目標を達成するためには、どんな方法が最も役立つでしょうか？」「どのような手立てによれば、ここで共有した目的をやり遂げることができるでしょうか？」「このような状況で共通の観点を実現するためには、どのような手法が有益なものになると思いますか？」「いろいろな制約があるなかで共通目的を現実のものにするためには、どんな手法が役立つでしょうか？」「この現場でこの目的を達するためには、どのような方法が最も機能的なものになると思いますか？」などがあるでしょう。

作業療法士（後輩）　「共有の目的に、『意味を感じる作業をできるようにすること』がなりましたね」

作業療法士（先輩）　「そうだけど、具体的にどうやっていくかなぁ」

解明師　「実践はすべて、共有した目的と状況に照らして検討していきましょう。この病院が抱える現実的制約と作業の可能化という目的を達成するために、どのような方法が必要になるでしょうか？」

作業療法士（先輩）　「他職種に作業療法の方針を説明して理解してもらう、という一手は避けられんだろうな」

作業療法士（後輩）　「OTのことなのに理解してもらう必要はありますか？」

解明師　「必要かどうかは、現実的制約と共通目的に照らして考える必要がありますね」

作業療法士（先輩）「現実的制約……。患者にとって意味を感じる作業の実現って、OTだけじゃ無理だろう？　作業が食事になれば栄養士の協力がいるかもしれないし、服薬になれば薬剤師の協力もいるだろう？」

作業療法士（後輩）「確かにそうですね。そういう点では、作業の達成に必要な材料と道具の予算も、確保していく必要がありますね」

作業療法士（先輩）「そりゃそうだわ」

解明師「今のように、現実的制約と共通目標に照らしながら、最良の方法を考えていきましょう！」

作業療法士（後輩）「はい！」

このようにして、超志向性と諸契機を連動させながら洞察を深めるよう促し、共通目標の達成に役立つと予見しうる方法を検討していきます。それによって、信念対立していた人々が協力しあいながら何かをやり遂げられる可能性を開くことができます。そうした成功体験は、信念対立にからめとられない実践の意義を実感する機会となります。「講義5」で論じたように、成功体験は信念の補強に作用しますから、それによって関係する人々の間で、「信念対立に陥らないよう共通目的と状況を踏まえて実践しよう！」という機運が高まっていくことでしょう。

なお、ここで見いだされるであろう方法は、一つしかないというわけではありません。現実的制約と共通目標に立脚したうえで、有用になるであろうと予測される複数の方法が見いだされることも少なくありません。なので、解明師は人々がさまざまなアイデアを柔軟に考え出していけるよう、「ほかにはありませんか？」「もうひとひねりできませんか？」など、オルタナティブの可能性にめがけた問いかけも織り交ぜるようにしましょう。

（8）「よくわからないのですけども、この現場でこの共通目的をやり遂げるなら、〇〇という方法が使えませんか？」と問いかける

しかし、人々が上記（7）の問いかけから有益であると予想される方法に至るには、あらかじめその方法に関する広い知識と深い洞察が必要になってくることがあります。また、新たに共有された超志向性は、その時点でそこにいる人々にとって、ちょっとずつ未踏の領域を含むものであり、どのような方法が使えるのかはやってみなければわからない、という側面がいつもより体感されます。そのため、諸契機と超志向性を前提にして役立つであろうと思われる方法を決めるという営みは、さまざまな方法に関する知識と洞察が必要になってくることがあるのです。

しかし、信念対立に陥っていた人々は、自身が役立つと思った特定の方法にしばられていたわけですから、それ以外の幅広い方法について知らなかったり、どのような方法が使えるかとよく振り返って考えていないことが少なくありません。だから、「今の現場で共通目標を達成するためには、どんな方法が最も有用だと思いますか？」などと問いかけても、なかなか事態が進展しないことがあるのです。むしろ、なかには今までの自身が絶対視していた対応策の有用性を、知らず知らずのうちに再び確信しはじめる方も出てくることもあります。

したがって、そういったケースでは、解明師のほうから現実的制約と共通目標を織り込んだうえで、それに至れる可能性の実践を示唆したり、提案していくことになります。もちろん、解明師が信念対立している人々の専門知識と技術を理解していることは必ずしも期待できません。たとえば、解明師が作業療法士の場

合、作業療法士は手術を行えませんから、いくら頑張っても医師と同じようなレベルで手術の知識と技術を理解することはできません。同様に、医師が解明師の場合、医師は排泄介助などの介護は自ら行わないでしょうから、介護福祉士と同じようなレベルで介護の知識と技術を理解するのは難しいでしょう。

　だから、解明師の問いかけ方は、自身の無知を前提にした内容にしていくことになります。具体的な方法としては、「定かでないのですが、この場合○○はどうなんですか?」「ちょっとよくわからないんですけど、○○とか××とかってどうなんでしょうね?」「うかがい知れないので何とも言えないところがあるのですが、たとえば○○とかってどうなんでしょう?」「つかめないところがあるのですけども、○○や××ってどう?」などがあります。もちろん、こうした提案は解明師の思いつきで行うわけにはいきませんから、少なくとも解明師は日頃から幅広い知識を得るようにしておく必要があるでしょう。

　あるいは、共通の目的が病因や診断、治療・予防、予後、害に関するものであれば、エビデンスに基づいた実践（evidence-based practice: EBP）が解明師や信念対立している人々の判断をサポートしてくれることがあると考えられます。[1,2] 特に、リスクの高い判断を行うケースでは、ＥＢＰの観点から共通目標を達成するための方法を選んでいくことが必要になるでしょう。

　ＥＢＰとは臨床に関する疑問解決法であり、ｓｔｅｐ１：疑問の定式化、ｓｔｅｐ２：情報収集、ｓｔｅｐ３：批判的吟味、ｓｔｅｐ４：適用、ｓｔｅｐ５：自己評価の手続きからなります。この場合、ｓｔｅｐ１は、信念対立解明アプローチで定めた共通目標がそれにあたります。そして、解明師（あるいは信念対立している人々）は、ｓｔｅｐ２で共通目標に関連する概念を整理、検討し、たとえばPubMed[3]やCiNii[4]などのデータベースを使って文献を収集し、その質を批判的吟味していきます。ｓｔｅｐ３の批判的吟味は、CASP JAPAN[5]などのサイトで無料公開されているチェックシートを用いながら行うとよいでしょう。そして、ｓｔ ep4の適用では、現実的制約になりうるだろうと想定される諸契機と目的を踏まえたうえで、エビデンスの適否を判断していきます。step5は、上記のプロセスが疑問の解決に役立つ程度に行われたかどうかを検討していきます。批判的吟味では、感度、特異度、尤度比《ゆうどひ》などの、ちょっと専門的な計算が必要になることもありますので、それらの詳細はEBPの成書を確認してください。

解明師「共通の目的は『介護福祉士の身体が壊れず、利用者にも快適な介護を行いたい』になりましたが、どんな介護技術が意味あるものになりますか?」

介護福祉士(A)「そもそも介護は負担のかかる動作ですからねぇ。怪我しない介護技術なんてあるんですかね?」

介護福祉士(B)「最近、流行りの古武術介護は?」

介護福祉士(C)「私、知らない」

介護福祉士(A)「それって結構特殊な動作を習得する必要があるでしょ? それの理解が難しいというか」

介護福祉士(B)「じゃぁ、数日後からすぐに導入ってわけにはいかないね……」

解明師「確かに、現実的制約に引っかかりますね」

介護福祉士(C)「結局、求めているようなものはないいんじゃないの? だったら、今までどおりでいいんじゃない?」

介護福祉士(A)「そんな。またモメるようになるよ……」

解明師「そういえば最近、この本[6]を読んだんですけど、私は介護の専門家ではないのでよくわかりませんが、この現場で共通目標を達成するためにすぐにでも取り入れられそうな印象を受けているのですが、どうですか?」

（皆さんが本に目を通す）。

介護福祉士（C）「あー、これよさそうですね」

介護福祉士（B）「確かに、新しい方法ですけど、誰でも読めば理解できるようになっているし、それでいて私たちの共通の目的を達成できそうです」

介護福祉士（A）「さしあたりこの本を参考にしながら、介護の仕方を変えていって、できるだけ私たちの共通目標をやり遂げましょう!」

以上のように、信念対立していた人々が、自分たちの努力で諸契機と超志向性を足がかりにしてそれの実質化にめがけられないときは、解明師の無知を前提にした問いかけや提案、ＥＢＰの活用などによって、洞察を促していくようにします。もちろん、解明師がどれほど有益な提案を行っても、最終的には「やってみなければわからない」のが実践ですから、断定的な言い方による促しは避けるようにしましょう。

（9）「共通目標は妥当だと言えますか?」と問いかける

現実的制約になりうる諸契機を踏まえたうえで超志向性がいったん同定されると、それに対する内省が欠けてしまい、知らず知らずのうちに硬直化してくることが起こり得ます。これまでも繰り返して論じてきたように、私たちは契機‐志向相関的に現象を構造化する主体であるにもかかわらず、それを普段忘れていますから、自覚的に共有された超志向性も、気がつかないうちに絶対化してしまうことがあるのです。そうなれば、超志向性を共有している者とそうでない者との間で、新たな信念対立が発生するのもそう難しいことではありません。ですから、超志向性が同定された後も、共通了解可能性が担保された回路を構築し続けるために、意識的に超志向性の妥当性を問い直す機会を設ける必要があります。共通目標は静的構造ではなく、編み替えられる可能性にも開かれた動的構造だともいえるでしょう。

具体的には、「共有された目的はなぜ適切だといえるのですか？」「共通の目標は適当であるといえる理由は何ですか？」「共通目標は的確でしょうか？」「皆さんで納得して定めた観点は、どうして適切であるといえるのですか？」「共通の関心が道理に適っている理由な何ですか？」などがあるでしょう。これらの問いかけが契機になって、関係する人々は、超志向性の妥当性をあらためて問い直していく機会が得られます。

超志向性の妥当性を問い直す効用は、人々が信念対立に舞い戻る可能性を阻止するだけでなく、超志向性に対する共通了解の強度を高めてくれる点にもあります。人々が超志向性を問い直し、それでもなおそれを納得するほかないと確信できる可能性が、この営みには織り込まれているためです。信念対立していた人々の間で強く納得できる超志向性が成立していれば、そうでないときに比べて、信念対立の解明が持続する見込みも高くなり得ます。したがって、これは信念対立解明アプローチのフォローアップという意味でも、重要になってくるといえるでしょう。

では、そもそもいかなる基準によって、超志向性の妥当性を検討していくのでしょうか。これまでも論じてきたように、個々の実践において超志向性の成立根拠は、関係する人々の相互了解可能性にかかっています。だから、その妥当性の基準は、関係する人々が現実的制約になりうる諸契機を念頭に置いたうえで、それでもなお共通目標として設定しておくほうがよいと確信できるかどうかにかかっているといえます。つまり、それぞれの臨床現場における超志向性の妥当性の検討は、関係する人々が納得できるかどうか、そしてそれはいかなる理由のもとでのことなのかを考えあうことで検討されるのです。解明師の役割は、この問い返しの機会（契機）を提供する点にあります。

医師　「この前、某研究会に参加したら、われわれのチーム医療の共通目標に対して『それでいいの?』って言われちゃったよ」

薬剤師　「本当ですか? 『医師の業務負担軽減と患者満足度向上のために、医師とコメディカルと患者家族間の横の連携を強化し、チームが一丸となって患者の治療や家族のケアにあたる』っていう共通目標に対してですか? そんなことを言う人がいるなんて、にわかには信じられないですね」

医師　「そうだよね（苦笑）」

看護師　「私は友人の看護師から、『理想的な目標だ』と言われましたけど」

医師　「医師が指導力を発揮しなかったら、チーム医療なんて成功しないっていうのだよ」

薬剤師　「うちは以前、それでチームがギクシャクしていたんですよね?」

医師　「それも言ったけど、なんか納得されなかったね」

看護師　「そういう人とはわかりあえない（笑）」

医師＆薬剤師　「確かに」

解明師　「皆さんがそういう気持ちになるのもわからないこともないのですが、そもそもこのチームで設定した共通目標が道理に適っている理由は何ですか?」

看護師　「どういうこと?」

解明師　「なぜ、『医師の業務負担軽減と患者満足度向上のために、医師とコメディカルと患者間の横の連携を強化し、チームが一丸となって患者の治療や家族のケアにあたる』という共通目標が妥当だといえるのか、という疑問です」

医師「そりゃ、うちが長期入院患者が中心の精神科病院で、医師が中心になってチームを動かそうと思っても効率が悪いし、ちゃんとやろうとしたら医師の負担が大きくなりすぎるからじゃないか」

解明師「そうですよね。そういうバリアがあったから、この共通目標が決められたわけです。では、研究会でこの共通目標に批判的だった方は、どういう病院で働かれているのですか？」

医師「うちとは全然違うな。なるほど。置かれている状況が異なれば共通目標の内容も変わる、と言いたいわけだね」

解明師「そういうことです」

薬剤師「でも、かなり良い共通目標だと思いますけどね」

解明師「私もそう思います。しかし、それを良いといえるのは、慢性期の精神病患者に対するチーム医療に関心があるからですよ。たとえば、急性期のチーム医療に関心がある方ならどう思うでしょうね？」

看護師「ある程度、医師からのトップダウンのほうがチームは機能しやすいでしょう」

解明師「トップダウンが実際に活きている限りにおいては、ですね」

薬剤師「なるほど」

解明師「自分たちの共通目標が素晴らしいと思うのは、特定の状況と関心がセットになっているからという点を、忘れないようにしたいですね。でないと、この共通目標を了解できない人との間で、再び人間関係が悪化してつらい状態になりかねませんよ」

医師「来年から新しい方たちが採用される予定だし、その点はわれわれも意識しておかなくちゃいけないな」

看護師＆薬剤師「そうですね」

超志向性は関係する人々の間で共通了解が成立しているぶん、それを共有する人々のなかで疑義の余地を失っていく可能性があります。それによって、もし「私たちの共通目標は絶対に正しい」という確信がとり憑いたら、そこから新たな信念対立が生じる可能性が生まれることになります。しかし、唯一絶対に正しい目的（共通目的）などはないのです。ですから、解明師は超志向性が成立した後に、必要に応じてそれの妥当性を問い直す機会をつくるようにしましょう。

⑽「どうして共通目標は必要になったのでしょうか？」と問いかける

解明術参号では、信念対立が解明された状態を持続させるために、もともとの問題意識をあらためて意識化するよう、働きかけることもやります。共通了解可能性が担保された回路がいったん構築されると、信念対立の問題性を実感するような出来事に出会う機会が減ることがあるため、そもそも何のために共通目標を設定したり、妥当性を問いあう必要があるのか、よくわからなくなることがあります。信念対立解明のモチーフを見失うと、状況と共通目標に照らしながら実践することがないがしろにされ、再び信念対立へと舞い戻る可能性が生まれます。そうならないためにも、関係する人々が問題意識を意識化できるような契機を提供するようにしましょう。

具体的には、「何のために共通目標を設定したのでしょうか？」「共通目標が必要になった経緯は何でしたっけ？」「どういう理由で共通の目的が求められるようになったのでしょうか？」「『何のために？』と考えるのは何のためにでしたか？」「共通目標がなくなればどうなりますか？」などの問いかけがあるでしょう。

それが契機になって、関係する人々は共通目標を意識化し続ける、すなわち共通了解可能性が担保された回路の構築の必要性を、再認識できるチャンスが得られるのです。

もちろん、共通了解可能性を担保しうる回路を動的に構成し続ける方法は、もともとの問題意識をよく振り返って考えること以外にも、それぞれの現場の特性に応じて組み立てることもできるはずです。そのための問いかけ方として、「再び信念対立に陥らないようにするには、どのような工夫が必要でしょうか？」「前に進み続けるためには、どうすればいいと考えていますか？」「以前のようにネガティブな関係に陥らないようにするためには、どんな工夫が必要ですか？」「いかにすれば、ポジティブな実践を続けることができるでしょうか？」「信念対立に陥らないようにするには、どのようにしていけばいいと思いますか？」「生産的な連携を続けるには、どうすればいいでしょうか？」「相互不信に陥らないようにするために、どのようなことに注意していけばいいでしょう？」などの問いかけは、信念対立解明の持続可能性を高めるうえで、役に立つ工夫を作り出すきっかけになるでしょう。信念対立は、それぞれの現場に根ざして起こりますから、各現場に応じた工夫が期待されます。

看護師（後輩）「共通目標を意識し続けるのも疲れますね」

看護師（先輩）「同感。看護の仕事だけでも手一杯なのに、いちいち『何のために』って考えるのは『またそれぇ?』って気分になるわ」

医師「まぁ共通の目標なくても、それぞれの専門性を活かしていけばチーム医療はできるからね」

解明師「でも、共通の目標がなかったから、それぞれの専門家がバラバラの方向に向いて、チームが機能不全に陥っていたのではありませんか?」

看護師（先輩）「確かにそうだったけど、今はもううまくいっているから、そう共通目標にこだわる必要はないんじゃないかな」

看護師（後輩）「賛成！」

解明師「では、共通目標抜きに生産的な関係を続けるには、どうすればいいでしょうか？　どうやってチームが協力しあっていくのですか？」

看護師（先輩）「そんなこと言われても……」

医師「う〜ん、それは無理だな。遅かれ早かれ前のように視点がバラバラになって患者に迷惑かけるし、私たちも仕事に強いストレスを感じるようになるだけだ」

看護師（後輩）「そうですかね？」

解明師「共通目標を理解しておくこと以外に、いい方法はあるかな？」

看護師（後輩）「ないかな？」

看護師（先輩）「疲れるけども、それよりも以前のようにチームが頓挫《とんざ》したら大変だから、やはり共通目標を意識化しておくしかなさそうね」

医師「視点を合わせるだけでチームが動きだせるんだから、よしとしよう」

＊　＊　＊

「講義9〜11」では、信念対立解明アプローチの解明術壱号、弐号、参号について論じてきました。次の第Ⅲ部（「講義12〜14」）では、事例検討を通じて解明評価と各解明術のスキルアップトレーニングを行い、あらためて信念対立解明アプローチとは何かをテーマに、論じたいと思います。

第Ⅲ部　仕上げ編

読書ガイド

第Ⅲ部の目的は、皆さんがこれまで論じた内容をしっかり身につけ、より深く理解できるようにすることです。「講義12」と「講義13」ではまず、事例を通じて信念対立解明アプローチのスキルアップ・トレーニングに取り組んでいただきます。皆さんは事例を熟読し、どのように信念対立解明アプローチを活用していくかを、想像力豊かに考えてください。事例ごとに深く考えるためのヒントを示しました。皆さんは自身の考えとヒントを対比させながら、信念対立解明アプローチのスキルを深化させてください。

また、「講義14」では、「信念対立解明アプローチとは何か」というテーマで、患者相談やノンテクニカルスキル、医療倫理などの方法と対比させ、より理解が深まるように配慮して論じました。信念対立解明アプローチの全体像がわかるように論じましたので、この新しい方法論の包括的な理解に役立ててください。

講義ガイド

■「講義12」では、解明評価のスキルアップ・トレーニングを行います。皆さんは各事例の内容を通して、提示された情報、文脈から読み解いた情報、必要と思われる解明評価の実施案を考えてください。

■「講義13」では、解明術のスキルアップ・トレーニングに取り組みます。皆さんは各事例を読み、解明評価で問題になる信念対立を把握してください。そのうえで、解明術の仕掛け案を考え出してください。また、そのリスクも検討してください。

■「講義14」では、信念対立解明アプローチの全体像を示しています。この方法論の独創と全体像がわかるようにしてあります。

講義 12

解明評価スキルアップ・トレーニング

この講義では、皆さんが「講義8」で習った解明評価を少しでも習得できるよう、事例検討を通じたトレーニングを行っていきます。解明評価がうまくできるようになれば、その後に続く（ときには同時に行う）解明術を、適切に仕掛けうる可能性が開かれます。

皆さんは事例を読み、提示された情報、文脈から読み解いた情報、必要と思われる解明評価の実施案を考えてください。それの積み重ねによって、解明評価がスキルアップしていくことでしょう。また各事例の末尾には、事例の解明評価を考えるうえで役に立つと思われる議論を行いました。皆さんは適宜参照しながら、トレーニングを進めてください。

なお、各事例の解答はあえて載せていません。理由は、信念対立は生ものであるため、模範解答を示すという論じ方に合わないためです。そのかわりに、考えるためのヒントを提示しました。とはいえ、いきなりやろうとしても要領を得ないと思われます。そこで、最初の事例には僕なりの解答例を示しました（模範解答ではありません）。皆さんはそれを契機にして、信念対立解明の可能性の範囲が広がるほうに向かって、洞察してみてください。

1　認められて否定された事例

（1）事例紹介

Aさんは民間病院に勤務して二年目の若手医師です。Aさんはバイタリティーにあふれており、勤務して一年目の頃から、会議でも積極的に意見していました。ある日、上司の医師Bさんの推薦で、Aさんは院内の経営改革会議のメンバーに抜擢されました。AさんはBさんに感謝し、会議でもさまざまな改革案を提出していきました。

ところが、Aさんの案はどれほど考え抜いて提案しても、会議のメンバーからことごとく却下されました。推薦してくれたはずのBさんも、良い返事をしてくれません。数カ月後、Aさんは会議の代表から呼び出され、「みんな遠慮なしに意見を言うAさんをよく思っていないようなんだ。すまないが発言を控えてもらえないか」と言われました。Aさんは絶句してしまいました。

その後、AさんはBさんに、「私は病院の発展のために頑張っている」と言いましたが、「現実を直視しなさい」と返されました。Bさんの態度の豹変《ひょうへん》ぶりに傷ついたAさんは、「ふざけるなっ！　あんたが推薦したんだろう!!」と思わず怒鳴ってしまいました。Bさんは「そういう生意気なところがいけないんだ!!」と怒りました。その後、二人の間で会話はありません。

現在Aさんは、「周囲を見返してやりたい」という気持ちが残っているものの、「馬鹿らしい」「もうやってられない」「この病院の医師は誰も信用できない」という気持ちも正直なところです。悩んだ末に、同期のあなた（解明師）のところへ相談に来ました。

（2）情報の整理

上記の事例を読み、項目①～⑤ごとに提示された情報を整理し、記述してください。また、足りない情報があれば、提示されている情報を並べて上下前後の関係を検討し、隠されている文脈を読み解き、記述してください。それでもよくわからないことがあれば、それを得るのに必要な解明評価の方法を検討し、記述してください。

①信念対立のテーマは何か？

■提示された情報

■文脈から読み解いた情報

■必要と思われる解明評価の実施案

②関係者は誰か？

■提示された情報

■文脈から読み解いた情報

■必要と思われる解明評価の実施案

③どのような志向性に応じて、信念対立化した信念は構成されたか?

■提示された情報

■文脈から読み解いた情報

■必要と思われる解明評価の実施案

④どのような契機が③に影響したか?

■提示された情報

■文脈から読み解いた情報

■必要と思われる解明評価の実施案
「　　　　　　　　　　　　　　　」

⑤信念対立の全体像は？

■提示された情報
「　　　　　　　　　　　　　　　」

■文脈から読み解いた情報
「　　　　　　　　　　　　　　　」

■必要と思われる解明評価の実施案
「　　　　　　　　　　　　　　　」

(3) 考えるためのヒント

A医師に限らず、会議で提案した内容がことごとく受け入れられなかった経験は、社会人であれば誰しもあるでしょう。会議は異なる信念を持つ人々が、互いのアイデアをぶつけあい、洗練していく場でもあるため、ちょっとした関心のズレによって信念対立が発生しうる可能性があります。

特に上記のケースのように、会議の本題ではなく、「意見する態度」に問題があると指摘される状況は、信念対立が激化しやすいといっても過言ではありません。Aさんと他の会議メンバーの関心が大きくズレている可能性が高いためです。そのため解明師は、Aさんが会議から受け取る事実（信念）と他の会議メンバーが受け取る事実（信念）には大きな隔たりがあり、しかもそれが幾重にもなって信念対立が生じている可能性を念頭に置いて、解明評価を遂行していく必要があります。

また、会議メンバーの関心が不明なところがありますから、そのあたりはわかっていることから推察するようにしてみましょう。解明術は、関係する人々の関心を踏まえたうえで仕掛けるからこそ、疑義の余地なき信念に疑いの動機を持たせ、建設的実践の構築へと導くことができるのです。

なお、Aさんは若手医師と紹介されていますから、それ以外の会議のメンバーは、少なくともAさん以上の年齢や地位にある可能性が考えられます。このケースでは、解明師はAさんと同期ですから、解明師もAさんと同様に権力差でプレッシャーがかけられる可能性があります。解明評価によってそうしたリスクが呼び込まれそうであれば、危険と予想されうる人物に必要以上の接触はしないよう配慮する必要もあるでしょう。

●解答例●

①信念対立のテーマは何か？

■提示された情報〔会議で意見するAさんの態度がきっかけで、信念対立が生じている。以上の情報のみでいえば、「意見する態度」が信念対立らしい。〕

■文脈から読み解いた情報〔でも、Aさんに対する嫉妬があるかも。上司たちのプライドを傷つけた可能性もある。Aさんとメンバー間で会議に対する態度、考え方にかなり温度差がある。〕

■必要と思われる解明評価の実施案

さしあたり、Aさんに「何でもめていると思う？」と問いかけて中心テーマを探っていく。もし、チャンスがあれば他の会議メンバーからも聞いてみたい（解明師がメンバーでないため、他のメンバー〈上司〉に直接聞くのは難しいかもしれない）。

②関係者は誰か？

■提示された情報

Aさん、Bさん、会議の代表者。

■文脈から読み解いた情報

その他の会議メンバー。

■必要と思われる解明評価の実施案

さしあたりAさんを通して確認する。

③どのような志向性に応じて、信念対立化した信念は構成されたか？

■提示された情報

Aさんの関心は「病院の発展」にあり、より良い改革案を提示していくことに価値を見いだしている。Bさんの関心は「現実重視」にあり、Aさんの改革案に対して理想論という意味を感じている様子である。またBさんは「上下関係」に関心がありAさんの改革案の内容そのものに加えて態度もカンにさわっている。

■文脈から読み解いた情報

〔Aさん以外の会議メンバーは暗黙のうちに「組織の調和」に関心がある可能性があり、目的達成よりも人間関係に価値が置かれている可能性がある。これは暗黙のことなので、直接確かめようとすると否定するかもしれない。〕

■必要と思われる解明評価の実施案

〔さしあたり、Aさんに経営改革会議の目的を確認する。そして、その目的が他の会議メンバーに共有されているように感じるかどうか、また、そう感じるあるいは感じない理由も確認する。〕

④どのような契機が③に影響したか？

■提示された情報

〔Aさんは上司の推薦による会議メンバーへの抜擢。他の会議メンバーは、会議中のAさんの言動。〕

■文脈から読み解いた情報

〔経営改革の裏には組織の調和の重視という文化があり、その文化を共有していないかのようなAさんの言動（契機）が異物に見えている可能性がある。〕

■必要と思われる解明評価の実施案

〔Aさんに、経営改革会議がどのような契機を受けて始まり、Aさん以外の会議メンバーが選ばれ、どのようなプロセスを経て今に至ったのかを、調べてもらうようにする。また、解明師自身も院内の資料からそれについて調べていく。〕

⑤信念対立の全体像は？

■提示された情報

> この信念対立はＡさんvs他の会議メンバーで、会議に対する態度、考え方が異なるために生じている。

■文脈から読み解いた情報

> 経営会議そのものの目的が曖昧になっており、会議メンバー間でめがける方向性がバラバラになっている可能性がある。

■必要と思われる解明評価の実施案

> 「何のための経営会議なのか」という点が明確であるか、それがメンバー間で共有されているかどうかで、信念対立の全体像そのものが変わってしまう可能性がある。解明師は院内で入手できる資料、これまでの実績、Ａさんから伝えられる会議の雰囲気（契機）などから把握していく必要がある。

2　自宅出産にこだわる事例

(1) 事例紹介

Ｇさんは妊娠九カ月です。彼女は産婦人科医院に通っていましたが、テレビ番組の影響を受けて自宅出産にしたいと申し出てきました。担当医のＨさんは、「自宅で産みたいという趣向性はわからないことはありませんが、胎児へのリスクを考えると止めざるを得ない」と説明しました。それでも、Ｇさんは自宅出産への希望を強く表明したため、Ｈさんは海外で発表された記事[1]を紹介しながら、自宅出産の問題を説明しました。

Ｇさんはしぶしぶ納得したようでしたが、助産師のあなた（解明師）に、「Ｈ先生は私の気持ちがわかっていない。自宅出産は助産院の助産師さんが二人もついてくれるし、何かあったら病院に搬送してくれるっていうのだから大丈夫よ。昔はほとんどの人が自宅出産だったんだから」と言ってきました。あなたが「先生ともう少ししっかりお話なさったらいかがですか？」と答えると、Gさんは「そうだ！　あなたからも先生を説得しておいてよ！　あなたも助産師なんだから、自宅出産の意義がわかるでしょ？」と言われました。業務終了後、Hさんはあなたに、「Gさんはちょっとテレビの影響を受けすぎよねぇ。もし何かあったら訴えられる可能性だってあるわけだから、何としても止めなきゃ。こういうのって本当疲れるわ」と言いました。

あなたはこのまま放っておけば、くすぶっている信念対立が激化してしまう可能性があると思いました。それにより、Gさんにかかったストレスが胎児に影響する可能性も予想され、さすがにそれはまずいと考えました。あなたは信念対立の発生を未然に防ぐために、信念対立解明アプローチを用いようと思い、解明評価を行うことにしました。

(2) 情報の整理

上記の事例を読み、項目①〜⑤ごとに提示された情報を整理し、記述してください。また、足りない情報があれば、提示されている情報を並べて上下前後の関係を検討し、隠されている文脈を読み解き、記述してください。それでもよくわからないことがあれば、それを得るのに必要な解明評価の方法を検討し、記述してください。

①信念対立のテーマは何か？

■提示された情報／■文脈から読み解いた情報／■必要と思われる解明評価の実施案

②関係者は誰か？

■提示された情報／■文脈から読み解いた情報／■必要と思われる解明評価の実施案

③どのような志向性に応じて、信念対立化した信念は構成されたか？

■提示された情報／■文脈から読み解いた情報／■必要と思われる解明評価の実施案

④どのような契機が③に影響したか？

■提示された情報／■文脈から読み解いた情報／■必要と思われる解明評価の実施案

⑤信念対立の全体像は？

■提示された情報／■文脈から読み解いた情報／■必要と思われる解明評価の実施案

（3）考えるためのヒント

信念対立は、患者・家族と医療者の間でも起こり得ます。特に最近は、医療保健福祉領域に対する患者・家族の不信感が強いため、そうしたケースの信念対立に遭遇したことのある医療者も、少なくないはずです。普通、医療者は患者・家族との信頼関係の構築を望んでいますから、患者・家族からの不信感にさらされると〝悪酔い〟してしまい、必要以上に傷つくことがあります。解明師はその点を念頭に置いて、解明評価を実施していく必要があります。

特にこのケースは、信念対立の関係者として解明師が位置しています。解明師自身が信念対立の当事者の場合、解明評価の遂行にあたって、まず解明態度の確認を行うようにします。信念対立の渦中にいる解明師は、知らず知らずのうちに自身の信念を軸足にしてしまい、信念対立する相手の信念を妥当に受け取れない可能性があるためです。ですから、このようなケースでは解明態度のチェックを行ったうえで、解明評価にあたるようにしましょう。

また、患者・家族が、不信感から医療者との間で信念対立を引き起こした場合、案件によってはその先に訴訟という問題が出てくることがあります。もし医療訴訟が起こってしまえば、信念対立解明アプローチではなく、裁判でケリをつけることになってしまいますし、お互いに回復しがたい傷を負ってしまう可能性もあります。そのため、信念対立解明アプローチは医療訴訟を回避するために活用していくことになるはずです。解明評価ではそうしたことも念頭に置き、患者・家族がどのような契機で、どのような志向性のもとで、不信感という信念を構成しているのかを、丁寧に押さえていくようにしましょう。その際、解明師は解明交流法を真摯《しんし》に繰り出し、患者・家族の不信感をちょっとでも和らげながら解明評価してください。

加えて、患者との間で信念対立を引き起こした医療者の解明評価も、解明交流法で戸惑いや怒り、不信感を低減させながら、丁寧に行っていく必要があります。そうした状況に置かれた医療者は、当然のことながら防衛的になりますから、偏った信念の構造化を行っていることが少なくありません。それによって、ますます患者・家族との間で溝ができてしまい、信念対立の向こう側になかなか行けないという悪循環に陥ってしまうのです。解明評価では、医療者がそうした悪循環の生成にかかわっているかどうかも含めて、把握するようにしていきましょう。

また、このケースのように患者・家族から相談されたときは、解明師が医療者寄りの発言を行うと、患者・家族側に「やっぱり医療者とはわかりあえない」という印象を与えかねません。もしそのような印象を与えてしまったようであれば、「誤解を与えて申し訳ない」などと言って誠実に詫びるようにしましょう。また、患者・家族が境界型人格障害などの疑いがあるときは、対応を首尾一貫させるようにし、できることとできないことの枠組みを明確化するようにしてください(2)。

なお、先ほども述べたように、解明師が医療者であれば、患者・家族との信頼関係を望んでいる状態で不信感にさらされますから、そこから受ける負のダメージは想像以上になることがあります。解明師として解明評価を進めるにはあまりに消耗が激しい場合、誠実なフリをしながらも「自分はロボットだ」と暗示をかけて心を込めずに対応してもいいですし、どうしてもつらければ逃げだしてもかまいません（「講義7」参照）。「『責任』はどうなるのだ？」と思う方もいるかもしれませんが、それも所詮《しょせん》は疑いの余地を含むかもしれない構造ですから、ズタボロになってまで守るようものではない、と僕なら思います。

3　理想と現実のギャップで悩む事例

(1)　事例紹介

Cさんは介護老人保健施設に勤める作業療法士です。施設の仕事は排泄介助やおむつ交換、入浴介助などの介護が中心です。Cさんは、作業療法士でも介護を行うのは仕方ないと思っているのですが、作業療法を行う時間よりも介護を行う時間が多いと、「何のために作業療法士の国家資格を取得したんだろう」と葛藤してしまうのです。

先日、Cさんは「このままじゃいけない」と思い、作業療法の勉強会に参加したところ、発表者が「クライエントにとって意味のある作業をできるようにすることが、作業療法士のミッションだ」と繰り返し主張していました。Cさんは確かにそのとおりだと思いつつも、自身の仕事を振り返るとどんよりとした気持ちになりました。その後の懇親会で、講習会に参加していた他施設の先輩作業療法士に、現状を相談しました。するとその先輩から、「介護の業務を拒否するか、それができないなら作業療法士を辞めて介護福祉士になるか、作業療法ができる職場に移りなさい」とアドバイスされました。Aさんがとまどっていると、発表者からも「ためらうぐらいなら作業療法士そのものを辞めなさい」と怒られました。

Cさんも、作業療法士の仕事は「作業をできるようにすることです」と、胸を張りたいと考えています。それができない今の仕事が、憂うつで仕方ありません。でも、職場の雰囲気は良いし、対象者への責任もあるので、仕事を拒否したり退職するにも戸惑いがあります。「どうしたらいいのかな?」と、Cさんは別の施設で働く友人の理学療法士のあなた（解明師）に相談してきました。

(2) 情報の整理

上記の事例を読み、項目①~⑤ごとに提示された情報を整理し、記述してください。また、足りない情報があれば、提示されている情報を並べて上下前後の関係を検討し、隠されている文脈を読み解き、記述してください。それでもよくわからないことがあれば、それを得るのに必要な解明評価の方法を検討し、記述してください。

①信念対立のテーマは何か?

■提示された情報／■文脈から読み解いた情報／■必要と思われる解明評価の実施案

②関係者は誰か？

■提示された情報／■文脈から読み解いた情報／■必要と思われる解明評価の実施案

③どのような志向性に応じて、信念対立化した信念は構成されたか？

■提示された情報／■文脈から読み解いた情報／■必要と思われる解明評価の実施案

④どのような契機が③に影響したか？

■提示された情報／■文脈から読み解いた情報／■必要と思われる解明評価の実施案

⑤信念対立の全体像は？

■提示された情報／■文脈から読み解いた情報／■必要と思われる解明評価の実施案

（3）考えるためのヒント

作業療法の歴史[3]を学ぶと、この領域ではアイデンティティ・クライシスが繰り返されてきたということがよくわかります。そのため作業療法士であれば、一度は現実と理想のギャップで「本当の作業療法」をめぐって葛藤したことがあるはずです。実のところ僕も以前はそうで、作業療法の専門性に悩み、それを明確化するための実践論文を発表したこともあります[4,5,6,7]。

さて、このケースのような理想と現実のズレによって生じた信念対立を理解するには、Cさんの世界観を丁寧に理解できるよう解明評価を展開していく必要があります。そうでないと、Cさんが理想と現実のはざまに落ちこんだ理由を把握できないためです。世界観は契機－志向相関的に構成される構造です。そのため、解明師は解明交流法を駆使してCさんの信頼をかち得ながら、これまでの体験や、それによってもたらされた信念や志向性について、しっかりとらえていくようにしましょう。

また、このケースの解明師は別施設の他職種ですから、相談してきた相手の専門職が置かれる状況（契機）の把握は難しいと思います。Cさんは施設の現実と自身の理想で苦しんでいますから、もしかしたら自身が置かれた状況を、必要以上に悪く言うかもしれません。そこで解明評価では、Cさんが語ったことだけでなく、語られなかったことも語った内容から読み解いて推察するようにしてください。

また、理想と現実のギャップで信念対立を経験しているケースでは、信念対立の全体像からギャップの性質もしっかり解明評価します。もし、現実があまりに悲惨であり、理想と現実のギャップどころか、現実が他の平均的な水準からもかけ離れているようであれば、信念対立解明アプローチよりも円滑な転職を勧めるなどの対応が期待されるためです。実際に僕も、職員の机の引き出しやパソコンを勝手に調べる上司がいる職場で信念対立していた方に、転職するよう説得したことがあります。信念対立解明アプローチの適否にかかわりますから、信念対立の全体像をしっかり検討しておくことにしましょう。

4　素っ気ない患者への対応に悩む事例

（1）事例紹介

Eさん（あなた）は大学病院で働く看護師です。Eさんは真面目で、普段から患者のケアに真摯《しんし》にあたっています。同僚からの評判も上々で、その仕事ぶりに信頼を得ていました。

しかし現在、Eさんは話しかけても反応してくれない患者への対応で悩んでいます。この患者は他の職員に対してはそれなりに対応しているのに、Eさんが話しかけると、「ああそう」などのつれない応答しかしてくれません。Eさんは、仕事だからすべての患者に平等に接しなければならないと思いつつも、素っ気ない対応を繰り返されてだんだん疲れてきました。Eさんは患者から暴言を吐かれたわけでも無視されたわけでもないのに、患者のことが苦手に感じてしまう自分に嫌気が差してきました。

先日、Eさんは以前読んだ構造構成学の文献を思い出し、これは信念対立の一種かもしれないと考えました。そこで、信念対立解明アプローチの勉強会にも参加し、実際にそれを活用してみることにしました。でも、思ったようにうまくできませんでした。Eさんはどうやれば信念対立解明アプローチを使って、素っ気ない態度の患者への苦手意識を克服できるか悩んでいます。

(2) 情報の整理

上記の事例を読み、項目①〜⑤ごとに提示された情報を整理し、記述してください。また、足りない情報があれば、提示されている情報を並べて上下前後の関係を検討し、隠されている文脈を読み解き、記述してください。それでもよくわからないことがあれば、それを得るのに必要な解明評価の方法を検討し、記述してください。

①信念対立のテーマは何か？

■提示された情報／■文脈から読み解いた情報／■必要と思われる解明評価の実施案

②関係者は誰か？

■提示された情報／■文脈から読み解いた情報／■必要と思われる解明評価の実施案

③どのような志向性に応じて、信念対立化した信念は構成されたか？

■提示された情報／■文脈から読み解いた情報／■必要と思われる解明評価の実施案

④どのような契機が③に影響したか？

■提示された情報／■文脈から読み解いた情報／■必要と思われる解明評価の実施案

⑤信念対立の全体像は？

■提示された情報／■文脈から読み解いた情報／■必要と思われる解明評価の実施案

（3）考えるためのヒント

このケースでは、信念対立解明アプローチを学んだばかりのEさんが、それをうまく使いこなせないために信念対立から抜け出せずにいます。エントリーレベルの解明師は、こういう事態に陥りやすいものです。こうした場合はまず、Eさん（あなた自身）が解明態度をどの程度身につけることができているのかという点を、内省を通じて解明評価する必要があります（「講義6」参照）。解明態度は、解明師が信念対立解明アプローチを繰り出す前に、身体感覚としてある程度つかんでおく必要があります。

そのうえで、自身が体験している信念対立の解明評価に取り組むことになります。上記のケースでは、E

さんは患者の素っ気ない対応という出来事（契機）を、とてもネガティブに受け取っています。患者の振る舞いにも問題があるのかもしれませんが、患者は治療するために病院にいるのであって、医療者におべっかを言うために入院しているわけではありません。そう考えると、患者の素っ気ない態度ぐらいで苦手意識を持ってしまうEさんには、契機の受け取り方、すなわち志向性に偏りがあるのかもしれません。そこでこのようなケースの解明評価では、志向性を中心に取り出していくようにしましょう。

なお、このケースに限らず、解明師自身が信念対立の当事者である状況で、信念対立解明アプローチを用いるときは、自分自身の志向性をしっかり解明評価するとよいでしょう。信念対立は人格を傷つけられたという信憑を発生させることがあるため、どうしても被害者感覚に支配された志向性のもとで諸契機を受け取り、信念を偏ったかたちで構造化してしまうためです。したがって、解明評価では、どのような経過を通してこのような契機を否定的に受け取る志向性が構成されたのか、ということもしっかり押さえていく必要があります。

おそらく、皆さんのなかには、本書を読み終えて信念対立解明アプローチを試みたら、Eさんのようになる方がいるはずです。繰り返しになりますが、そういうときはまず、自身の解明態度の習得の程度を解明評価し、深めるようにしましょう（「講義6」参照）。

5　なかなか成長しない自分に苦しむ事例

（1）事例紹介

Dさんは、リハビリテーション病院で働きはじめて二年目の理学療法士です。この病院は職員の教育にも熱心で、院内研修も充実しています。先輩理学療法士の皆さんも自己研鑽《けんさん》を惜しまず、Dさんにも丁寧に指導してくれています。

でも、Dさんは自分なりに頑張っているのですが、仕事上のミスがなかなか減りません。今回、Dさんは片麻痺患者を車椅子からベッドにトランスファーし、麻痺側が体幹の下敷きになっていると気づかないまま、端座位から背臥位に姿勢を変えるよう強引に誘導してしまい、麻痺側上肢の肩関節を軽く痛めるという事故を引き起こしてしまいました。幸い大事には至らず、患者、家族と医師、Dさんの間の信頼関係ができていたこともあり、患者、家族は病院側からの謝罪を受け入れてくれました。

先輩理学療法士たちは、Dさんに二度と事故を起こさないよう厳重に注意するとともに、理学療法の基本からもう一度勉強する機会を与えてくれました。Dさんはこれだけ勉強する機会を与えてもらっているのに、一向に成長する気配のない自分にすっかり自信を失い、「もしかしたら理学療法士に向いていないのかもしれない」と不安にさいなまれて、理学療法士仲間のあなた（解明師）に相談してきました。

（2）情報の整理

上記の事例を読み、項目①～⑤ごとに提示された情報を整理し、記述してください。また、足りない情報があれば、提示されている情報を並べて上下前後の関係を検討し、隠されている文脈を読み解き、記述してください。それでもよくわからないことがあれば、それを得るのに必要な解明評価の方法を検討し、記述してください。

①信念対立のテーマは何か?

■提示された情報／■文脈から読み解いた情報／■必要と思われる解明評価の実施案

②関係者は誰か?

■提示された情報／■文脈から読み解いた情報／■必要と思われる解明評価の実施案

③どのような志向性に応じて、信念対立化した信念は構成されたか?

■提示された情報／■文脈から読み解いた情報／■必要と思われる解明評価の実施案

④どのような契機が③に影響したか?

■提示された情報／■文脈から読み解いた情報／■必要と思われる解明評価の実施案

⑤信念対立の全体像は?

■提示された情報／■文脈から読み解いた情報／■必要と思われる解明評価の実施案

(3) 考えるためのヒント

このケースは、一見すると信念対立のようには見えないかもしれません。「講義1」でも論じたように、信念対立はときに、それとはわかりにくいかたちで生じます。そのような場合、解明評価ではまず信念対立といえるのかどうかを見定めるようにします。

しかし、一見しただけではわかりにくい信念対立は、当事者たちもその問題にからめとられているという自覚がないため、解明師が問いかけても相手からうまく取り出せないことがあります。だから、解明師は相手の訴えに耳を傾けながら、さしあたり取り出すことができた内容を並べ、それの上下前後関係を検討し、信念対立という観点でとらえればうまく問題の芯を把握できるのかを、洞察していくようにします。それにより、問題の要点がつかめるようであれば、それは信念対立として理解していくようにします。

では、上記の事例はどうでしょうか。たしかにわかりにくいですが、信念対立というキーワードを置いて精査すれば、先輩理学療法士の後輩を「臨床教育する」という信念と、Dさんの「臨床教育の機会を活かして成長したいけど、成長できない」という信念に疑義の余地がなさそうであり、しかもそれらの信念の間でせめぎあいが起こっている、と理解することもできるはずです。つまり、上記の事例は一見すると信念対立ではなさそうに見えて、実は信念対立といえる要件を備えている可能性があると考えることができるわけです。したがって、この事例は信念対立のバリエーションのひとつだととらえて、解明評価していくことができるでしょう。

また、臨床教育の信念対立は、「教育する側」の立場を正しい、と知らず知らずのうちに思い込んでいることがあります。たとえば、上記の事例の場合、おそらく先輩理学療法士を悪くとらえる人はいないはずです。それは、Dさんが失敗したということもありますが、教育者側に対して暗黙のうちに信頼を置いていることも関係しているでしょう。あるいは、「先生はえらい」と教え込まれた経験があるのかもしれません。臨床教育の信念対立の解明評価を行うときは、解明師がこのような思い込みに引きずられないよう、解明態度の解明評価も行っておくようにしましょう。

なお、臨床教育の信念対立の解明に特化した技法として、池田[8]の構造構成的協同臨床教育法があります。

これは主に、理学療法の臨床教育で活用する技法ですが、上記のようなケースでも応用できると思われます。構造構成的協同臨床教育法は、信念対立解明アプローチでいう、解明術壱号と参号の一部に含まれる技法を備えています（なお、この技法は解明術弐号にあたるものは備えていません。それは、その他の医療保健福祉領域の構造構成学の理論、方法論にも当てはまる限界です）。構造構成的協同臨床教育法は、臨床教育の特性を理解したうえで信念対立解明の方法を組んでいますから、関心のある方はぜひ文献にあたってください。

6　職場でイライラする自分をどうにかしたい事例

（1）事例紹介

Fさんは民間病院で働く医師です。Fさんの治療技術の評判は良いのですが、病棟スタッフに対してささいなことですぐに怒鳴りつけてしまいます。病棟スタッフは気難しいFさんに気づかい、我慢して直接反論しません。でも、Fさん自身は、病棟スタッフのちょっとした言動にイライラする傾向をどうにかしてコントロールしないと、そのうち誰にも相手にされなくなるのではないか、と内心案じています。

しかし先日、病棟スタッフから会議の日程について伝えられたとき、Fさん個人がひそかに考えていた日程とは異なっていたため、ついつい「私は聞いていません！　勝手に決めるんじゃない!!」と大声で怒鳴ってしまいました。すると、今まで反論しなかった病棟スタッフの看護師Gさんがついに、「先生、そういう言い方はないと思います。みんな先生に気を遣っているのがわからないのですか!?」と半泣きになりながら反論してきました。Fさんは反射的に、「あぁそうですか！　じゃ勝手にしてください。ただし、私は参加できませんよ!!」と言い返してしまいました。

とはいえ、Fさんは内心、「マズイ！ ついに怒らせてしまったっ!!」と思いました。Gさんは他の病棟スタッフたちとともに、「Fさんにはもう遠慮しない。いい加減にしてほしい」と伝えていこうと話しあっているようです。Fさんは、どう考えてもすぐにイライラして、当たり散らしてしまう自分自身に問題があると理解していますが、今さらどうしようもないとも考えています。この場に、あなた（解明師）が病棟スタッフの一メンバーとしていたら、どうしますか。

（2）情報の整理

上記の事例を読み、項目①〜⑤ごとに提示された情報を整理し、記述してください。また、足りない情報があれば、提示されている情報を並べて上下前後の関係を検討し、隠されている文脈を読み解き、記述してください。それでもよくわからないことがあれば、それを得るのに必要な解明評価の方法を検討し、記述してください。

①信念対立のテーマは何か？

■提示された情報／■文脈から読み解いた情報／■必要と思われる解明評価の実施案

②関係者は誰か？

■提示された情報／■文脈から読み解いた情報／■必要と思われる解明評価の実施案

③どのような志向性に応じて、信念対立化した信念は構成されたか？

■提示された情報／■文脈から読み解いた情報／■必要と思われる解明評価の実施案

④どのような契機が③に影響したか？

■提示された情報／■文脈から読み解いた情報／■必要と思われる解明評価の実施案

⑤信念対立の全体像は？

■提示された情報／■文脈から読み解いた情報／■必要と思われる解明評価の実施案

（3）考えるためのヒント

このケースでは、FさんとGさんをはじめとする病棟スタッフの間で、信念対立が起こっています。解明評価では、信念対立の激化にどのような関係者がかかわっており、どのような諸契機が誘引となって信念対立が激しくなるのか、また人々はどのような志向性を持っているのか、そして全体像はどうなっているのかを、丁寧に把握していく必要があります。また、このケースでは解明師も信念対立に巻き込まれていますから、解明態度をしっかり意識化できているかどうかも、解明評価しておきましょう。

加えて、Fさんのように感情の起伏が激しい人の解明評価では、解明師が感情爆発のターゲットにならないように注意する必要があります。解明師は、解明交流法を駆使して相手の感情の起伏に配慮しつつ、信頼感を深めていきながら解明評価を進めていきましょう。それによって、解明師はイライラの対象になりにくくなるうえに、必要な情報を得ていくことができるはずです。

また、解明師がＦさんと信頼を深めていくと、周囲の病棟スタッフから「裏切った」と思われることがあります。特にこのケースでは、解明師は病棟スタッフの一メンバーですから、そうなる可能性の幅が広いと考えておきましょう。それにより、「Ｆさん ＆ 解明師 VS 病棟スタッフ」という構図の新たな信念対立が、思わぬかたちで起こる可能性も予見されます。解明師は解明交流法でＦさんから信頼をかち得ることに加えて、病棟スタッフからも同様に信頼されるようにし、相互の解明評価を深められるようにしましょう。

また、このケースのように医師と看護師、コメディカルの信念対立は、隠された権力差があるため、それが問題を複雑にしていることがあります。特に、上記の事例のように権力関係としては不利な立場にある者が、我慢に我慢を重ねたうえで信念対立の口火を切った場合、問題の激化をある程度覚悟していることがあります。解明師は信念対立が激化した場合に備えて、その極地ではどのような問題が起こりうるのかも、解明評価していくようにしましょう。

もし、病棟スタッフたちが、どれほど信念対立が激しくなってもかまわないと考えているようであれば、度胸の座り具合も読み当てておきましょう。そのようなケースでは、先々解明術弐号の裏技によって、相手の関心のベクトルを変える必要があるかもしれないためです（「講義10」参照）。信念対立が激しくなると予想しうるケースでは、あらゆる事態に備えられるように解明評価しましょう。

7　存在不安におびえる事例

（1）事例紹介

Ｆさんは民間の精神科病院に勤める臨床心理士です。Ｆさんは大学院を修了した後の三年間、さまざまな精神科病院で非常勤職員をしながら心理臨床の仕事に専念してきました。しかしFさんは、非常勤職員の生活は不安定なので、少しでも早く常勤職員になりたいと考えていました。昨年度、ようやく知りあいの精神科医の紹介で、現在の病院で常勤職員になることができました。

しかし、いざ常勤職員として働きはじめると、臨床心理士はカウンセリングを行っても診療報酬が下りないことから、事務長からことあるごとに、「臨床心理部門は完全な赤字。病院はボランティアで雇っているようなものだ」「経営が厳しくなればいつでも首切りする」と言われ続けています。また、この病院では医師が心理カウンセリングもざっくり行ってしまうため、常勤職員としての棲み分けがとても難しいと感じました。実際、Fさんは精神科医から、「臨床心理士は診断すらできないのに、心理カウンセリングなんてできっこないよ」と言われたこともありました。

Fさんは病院内で認められない経験を積むうちに、自身の立場の不安定さに心細くなってきました。同期の作業療法士に相談すると、「逆に作業療法は病院にとってドル箱だから、たくさんの患者を一度にみるはめになって大変。採算抜きで働ける臨床心理士がうらやましい」と、皮肉に満ちた笑顔を浮かべながら言われました。それがあって、ますます現状と将来に不安を抱くようになりました。

Fさんは少しでもチームにコミットし、認められるようになりたいと切望するようになり、信念対立の解明に詳しいあなた（解明師）に相談してきました。

（2）情報の整理

上記の事例を読み、項目①〜⑤ごとに提示された情報を整理し、記述してください。また、足りない情報があれば、提示されている情報を並べて上下前後の関係を検討し、隠されている文脈を読み解き、記述してください。それでもよくわからないことがあれば、それを得るのに必要な解明評価の方法を検討し、記述してください。

①信念対立のテーマは何か？

■提示された情報／■文脈から読み解いた情報／■必要と思われる解明評価の実施案

②関係者は誰か？

■提示された情報／■文脈から読み解いた情報／■必要と思われる解明評価の実施案

③どのような志向性に応じて、信念対立化した信念は構成されたか？

■提示された情報／■文脈から読み解いた情報／■必要と思われる解明評価の実施案

④どのような契機が③に影響したか？

■提示された情報／■文脈から読み解いた情報／■必要と思われる解明評価の実施案

⑤信念対立の全体像は？

■提示された情報／■文脈から読み解いた情報／■必要と思われる解明評価の実施案

（3）考えるためのヒント

このケースにように、コメディカルは、病院や施設のなかで重要な役割を果たしていると認められず、苦しんでいることが少なくありません（医師、看護師の皆さん、気が向いたらやさしくしてね）。実際、僕が知るだけでも、義肢装具士、言語聴覚士、臨床検査技師、精神保健福祉士、視能訓練士、医療ソーシャルワーカー、介護福祉士などの人々が、チームのなかで大切な機能を担っていると気づいてもらえず、「このままではヤバい」と感じて、必要以上に不安な気持ちになっている人たちがいました。

このような場合、解明師は相手の不安に気づかいながら、解明評価を進めていくことになります（「講義7」参照）。それにより、相手は安心し、落ちついて解明評価にのってきやすくなるでしょう。そのうえで、チームを構成しているメンバーがそれぞれどのような契機に遭遇し、どういった志向性を持っているのかを、把握していくことになります。

また解明評価では、チームメンバーが共有することができそうな超志向性も把握していき、ある程度あたりをつけておくとよいでしょう。チーム医療の信念対立では解明術参号が特に重要になってくるため、解明評価のときから超志向性を念入りに把握しておく必要があるのです。

なお、職場のなかで自身の存在に不安を抱く専門職は、防衛的になっているため、自分の専門性を他職種に認めさせることが絶対的な信念になっていることがあります。その結果として、自らの専門性にこだわった実践に固執してしまい、他職種が価値を見いだすような実践を行えない状態に陥っている場合があります。このようなケースの解明評価では、そうしたことも念頭に置きながら行うようにしてください。

＊　＊　＊

以上、この講義では、解明評価のスキルアップ・トレーニングを行ってきました。次回からは解明術のトレーニングを行っていきましょう。

講義 13

解明術スキルアップ・トレーニング

この講義では、皆さんに解明術の精度を向上してもらうため、事例を通じた解明術のトレーニングを行っていきます。皆さんは事例を読み、解明評価で信念対立を把握し、解明術（解明態度を含む）の仕掛け方とそのリスクを考えてください。その積み重ねによって、解明術のスキルが向上していくことでしょう。また、各事例の末尾には、皆さんが事例の解明術を検討するうえで役立つであろう議論を行いましたので、適宜参照するようにしてください。なお、「講義12」の解明評価と同様に、最初の事例には僕なりの解答例を示しましたが、それ以降にはあえて載せていませんのであしからず。

1　部下との間で信念対立が生じた事例

（1）事例紹介

Aさんは民間病院で働く看護師総師長（かつ解明師）です。Aさんが勤める病院は患者からの評判も上々で、バイタリティあふれるスタッフがそろっていました。また、医師や作業療法士との連携もうまくいっており、お互いに信頼しあいながら協力していました。

しかし、半年前に中途採用された中堅看護師Bさんが、認知症のある高齢患者を子ども扱いしたり、スタッフルームで気にいらない患者の悪口を大声で言うなどし、他の看護師たちとの間で険悪な関係に陥っていました。Aさんはこの状況を信念対立ととらえて、解明術壱号を仕掛けていきました。ところが、AさんがBさんに、「うちの病院は『患者の人間性を尊重する』という関心のもとで、看護ケアを提供しています。あなたの看護ケアはその関心に合いますか？」と問いかけたところ、Bさんは「これが私のやり方です！総師長までいったい何なのですか⁉」と興奮気味に即答してきました。Aさんは面食らってしまい、思わず「とにかく態度を改めるように‼」と言い放ち、解明術壱号を切り上げてしまいました。

もちろん、そのようなことではBさんの態度は改まらず、むしろいっそう他の看護師たちとの関係が険悪なものになっていきました。さらにマズイことに、BさんはAさんの悪口を他の職員や患者の前で言うようになったのです。Aさんは、このままでは信念対立が激化の一途をたどってしまい、病院の評判にも悪い影響を与えてしまうかもしれないと思い、あらためて解明術を仕掛けることにしました。

(2) 事例の検討

上記の事例を読み、解明評価で信念対立を整理し、全体像を検討してください。

(3) 解明術の検討

（2）を踏まえて、解明術（解明態度を含む）の仕掛け方とそのリスクを考えてください。

（4）考えるためのヒント

このケースのように、部下との間で生じた信念対立の解明にのりだす場合は、解明師側に権威があるぶん、部下のほうが警戒してしまう可能性があります。それゆえ、解明師が繰り出す解明術が、部下にうまく届かないことがあるのです。特に、解明術壱号の「何のために？」や、解明術弐号の「根拠は何？」などの問いかけは、権威を背景に投げかけられることにより、相手には解明師の意図に反して「責め立てている」ように聞こえてしまいかねません。そうした事態を回避するため、解明師は上司としての権威をふりかざした物言いにならないよう、工夫する必要があります。

具体的には、経験のある中堅職員が解明術の対象の場合、中堅職員がこれまで経験してきた諸契機をよく聞いていくようにしましょう。それにより、相手に「私の経験に配慮してくれている」「私の事情を理解しようとしてくれている」という感度がとり憑きやすくなり、それが防御壁になって、解明師から責め立てられているという気持ちになりにくくなるはずです。

他方、新人職員の臨床経験は、学生時代に体験した臨床実習やボランティア活動以外にはおそらくありません。しかし、新人職員でも人生経験は二十年以上あるのです。上司の解明師が仕掛ける解明術に対して、新人職員が無用に反抗したり、面従腹背で対応しないようにするためには、二十年以上ある人生経験を尊重した対応を行うようにするとよいでしょう。

上記の例でいえば、Bさんが高齢患者を子どものように扱ったり、大声で悪口を言うようになるまでには、過去にどのような諸契機に出会い、影響を受けてきたのかを、問いかけていくようにするのです（解明術壱号）。それによって解明師は、相手から敵意を引き出す事態を回避しつつ、そのような言動に至る理由を理解することができるでしょう。また、相手が影響を受けた諸契機（契機）を知ることによって、相手が受け入れやすい解明術も繰り出しやすくなるはずです（解明術壱号、弐号）。そのうえで、解明師自身と中堅職員の共通目標をすり合わせ、他の職員とも共有していくようにし、建設的関係を築いていくようにするとよいでしょう（解明術参号）。

ただし、上記の事例では、解明師が悪口の対象になり、信念対立がかなり顕在化しています。だから、解明師は相手に解明術を仕掛けると同時に、自身の解明態度を深めておく必要があります。特にこのケースでは、解明師は「うちの病院は『患者の人間性を尊重する』という関心のもとで、看護ケアを提供しています」と言い切っていることからもわかるように、自身が共感する関心の相対化を、十分行えていない可能性が考えられます。そのような状態では、解明師が信念対立する相手に解明術を仕掛けても、相手から「お前はどうなんだよ⁉」などと思われるだけになりかねません。したがって、解明師自身の信念の相対化を入念に行ったうえで、部下の硬直化しきった信念を解きほぐし、共通目標の構成に向かって解明術を仕掛けていくことが求められるでしょう。解明師が知らず知らずのうちに信念対立の発生に貢献していたら、身も蓋《ふた》もありません。

●解答例●

①事例の検討

信念対立のテーマは患者に対する対応である。Aさんは「患者の人間性の尊重」という病院理念の実質化に関心があり、それに見合った看護ケアの実践に価値を置いている。他の病棟スタッフもそれに準じているかのようにうかがえる。Aさんと病棟スタッフは、Bさんに患者の人間性を尊重した看護ケアを行ってほしいと考えている。

他方Bさんは、「これが私のやり方です！」という言い方からすれば、少なくとも病院の理念の共有に関心はなく、自身の実践知を活かすことに意味を見いだしているようである。また、「総師長までいったい何なのですか⁉」という主張から、Bさんは病院スタッフに妥当に評価されていないと感じている可能性もある。

②解明術の検討

Aさんと病棟スタッフは自分たちの正当性に疑問を持っておらず、またBさんは自分の実践知を認めてもらえていないと感じているようである。そのため、Aさんは解明態度を深めて、自分たちの正当性をいったん脇に置くように仕掛ける必要があるだろう。また解明師は、Bさんの経験を尊重しながら、目標の共有に向けて働きかける必要があると思われる。

その際のリスクとして、解明師はBさんの実践知を尊重したときに、「今のままでいいんだ」と勘違いされるおそれが考えられる。また、Aさんは解明態度を深めようとしすぎると、「相手がおかしいのになぜ私が反省しなければいけないのか」と葛藤してしまう可能性もある。

2　同僚との間で信念対立が生じた事例

(1)事例紹介

Cさんはリハビリテーション病院で働く理学療法士（かつ解明師）です。Cさんの同僚に、理学療法士の

Dさんがいます。Dさんは日頃から、「職場の人間とは仲良くする必要はない。お互いプロ同士だから批判的に意見を言いあうべきだ」と考えていて、同僚のCさんや上司、後輩に対して、批判的意見を遠慮なしにぶつけてきます。

ところが、Dさんがあまりに攻撃的な口調で批判的意見を言うため、理学療法室の雰囲気がとても悪くなってしまい、患者からも「大変そうね」と気づかいされる始末です。上司である主任理学療法士は、理学療法室の雰囲気が悪くてもあまり気にならないようで、「仕事だからしょうがない」などと言っています。後輩理学療法士は、「Dさん、マジ怖いっすよね」などと言い、Dさんから批判を受けないよう逃げ腰になりながら働いています。

Cさんは、プロ同士だから批判的意見を言うことはかまわないと思いながらも、それによって理学療法士間でギスギスした雰囲気ができあがり、患者にも伝わっていることが気になっています。プロ意識の高いDさんの気持ちもわからないでもありませんが、もうちょっと言い方を建設的にしてもらえないだろうか、と思いました。そこで、昼休憩中にDさんと食堂で一緒にご飯を食べながら、「批判的意見は大事だけど、攻撃的な口調をどうにかできないかな？」と言いました。すると、「やっぱりお前もわかったようでわかってないんだなぁ。お互いプロ同士なんだから、おかしいと思ったことはガンガン言っていかないと成長しないんだよ。お前ならわかってくれていると思ってたけど、残念ながらわかってくれていなかったんだな」とため息混じりに言われてしまいました。

ちょっとカチンと来てしまったCさんは、普通に話しあうだけではどうにもならないと思い、信念対立を解きほぐすために解明術を仕掛けることにしました。

（2）事例の検討

上記の事例を読み、解明評価で信念対立を整理し、全体像を検討してください。

（3）解明術の検討

（2）を踏まえて、解明術（解明態度を含む）の仕掛け方とそのリスクを考えてください。

（4）考えるためのヒント

このケースのように、同僚に対する解明術は、上下関係（権力関係）を気にしなくてよいぶん、ある程度遠慮なしに仕掛けることができます。特に、同僚同士の間に同期生としての信頼感や仲間意識がしっかりあるようであれば、解明術壱号で解けない信念に対して、積極的に解明術弐号を仕掛けてもよいでしょう。

たとえば、この事例でいえば、「ガンガン言っていけば成長していけるって信じて疑わないようだけど、そもそも何を根拠にそう確信してるんだよ⁉」などと言ってみるのです。おそらく、最初は相手からも反発があるでしょう。しかし、ベースに仲間意識があれば、まったく聞く耳を持たないということにはならず、徐々に絶対化された信念を揺るがしていくことができるはずです。それによりガチガチに硬直した信念の成立を崩すことができれば、もともとベースにあった仲間意識を利用して、「何だかんだ言っても俺たちが目指すところは一緒だよなぁ」などと語りかけることで共通目標を定めてしまい、それに応じてより妥当と思われる実践をともに同定していけばよいでしょう（解明術参号）。

他方、同期生であるにもかかわらず仲間意識が希薄な相手と信念対立した場合、上記のように積極的に解明術弐号を仕掛けていくのはリスクが大きくなると思われます。解明術弐号は、相手の現実（信念）に対して疑いの目を向けさせる方法ですから、「やっぱりお前、俺のこと信用してねぇだろ⁉」などと思われてしまい、信念対立が激化してしまう可能性が予見されるためです。

したがって、同期でも信頼感が育っていない場合はまず、解明師は解明交流法を丁寧に行って相手から信頼を得られるようにします。同時に解明師の解明態度を深め、自身の志向性の自由度の幅を拡げるようにしましょう。そのうえで、解明師は相手に解明術壱号を繰り出し、信念対立化した信念を落としていくようにしましょう。とにかく、信頼感が育たなかった同期の場合、お互いにこれまでの契機からネガティブな影響を受けているでしょうから、同期だからといってなめてかからないことです。

3　上司との間で信念対立が生じた事例

（1）事例紹介

Eさんは介護老人保健施設に勤める新人作業療法士（かつ解明師）です。この施設にはEさんしか作業療法士がおらず、直属の上司はベテランの介護福祉士Fさんです。就職面接の際、理事長から「作業療法士の専門性をしっかり活かして頑張ってください」と言われたため、施設の入所者に、ＡＤＬ訓練や豊富なレクリエーション活動を提供するプログラムを立案しました。

ところがFさんから、「訳もわからずＡＤＬ訓練なんかやって、入所者がリスクを考えず行動することが増えたら、その分だけ介護の仕事が大変になるじゃない。余計なことはしなくていいから、あなたはまず介護の仕事から行いなさい」と指導されてしまいました。Eさんは、「入所者のリハビリテーションを行うのが自分の仕事であり、ＡＤＬ訓練で効果を上げていけば介護の仕事も楽になります」などと説明しましたが、Ｆさんは「うちの新入職員の仕事はまず介護なのよ。あなたにもうちの流儀に従ってもらいます」の一点張りで、聞く耳を持ってもらえませんでした。

困ったＥさんは理事長にアポイントをとって、「作業療法の仕事をなかなかさせてもらえない。Ｆさんに説明してほしい」と懇願しましたが、「現在のあなたの直属の上司はＦさんなのだから、よく相談してうまくやってください。彼女は優秀なベテラン介護福祉士ですから、あなたがしっかり説明すれば力になってくれますよ」とおだやかに言うのみでした。Ｅさんはあらためて、Ｆさんにリハビリテーションを実施させてほしいと言いましたが、「あなたの言いたいこともわかるけど、介護ができない人にリハビリができるわけがない」と、一定の配慮を示すものの結局聞き入れてもらえませんでした。また、周囲のスタッフからも、「Ｆさんの言うことに従っておけば間違いないよ。まず介護から一生懸命やってみなさい」と言われました。Ｆさんは悩んだ末に、解明術を仕掛けてみることにしました。

(2) 事例の検討

上記の事例を読み、解明評価で信念対立を整理し、全体像を検討してください。

(3) 解明術の検討

（２）を踏まえて、解明術（解明態度を含む）の仕掛け方とそのリスクを考えてください。

⑷　考えるためのヒント

上記のケースのように、周囲から信頼され、なおかつ解明師の言うことにも配慮しそうな上司が信念対立の相手になったときは、解明師側の信念に問題がある可能性も考える必要があります。上司が周囲の人々から信頼されているということは、他の人々との間では信念対立していないはずであり、もしそうであれば解明師に問題があるとさしあたり考えてみるほうが、おそらく合理的だからです。

このようなケースでは、解明評価で信念対立の状態を把握し、上司の信念に信念対立化に至る素地があるかどうかを考えると同時に、解明師自身の解明態度も、念入りに解明評価するようにします。それにより、解明師の解明態度が不十分だと判断できれば、解明術を繰り出す以前に解明態度を深めるようにしてください（「講義6」参照）。それによって、解明師は解明術を繰り出すまでもなく、自身のうちで信念対立を終わらせることができるかもしれません。

しかし、解明評価によって上司の信念にも問題があると判断できることも、もちろんあります。そのときは、上司のプライドを傷つけないようにしながら解明術を施すようにします。できる上司は自身に対してプライドを持っているでしょうから、それを傷つけると信念対立の激化を招きかねないためです。ここでの解明術のイメージは、外側から斬りつけるのではなく、内側からやさしく溶け込んでいくように、です。

たとえば、上記の事例でいえば、まず「もう少し理解したいので、『介護ができなければリハビリできない』とおっしゃる意図を教えてくれませんか？」とか、「職種に関係なく『新入職員の仕事は介護』という理由を、もう少しわかるように説明してくれませんか？」などと問いかけてみると、よいかもしれません（解明術壱号）。周囲の人々から信頼されるような上司は、たとえ信念に問題があっても、おそらくまともなことを言うはずです。解明師も素直に、「なるほど」「そういうことだったのですかぁ」などの相槌を打ち、上司が「私の主張を尊重しようとしている」と確信するように振る舞いましょう（解明交流法）。

そうした確信をもたらすことができれば、上司の態度がやや軟化してくるはずです。解明師はその兆候をつかむようにし、タイミングを合わせて、上司に対して解明術参号を仕掛けていくようにします。上記の事例でいえば、ベテラン介護福祉士が、「介護を知れば必要な支援内容が自ずとわかるから、すべての新入職員は介護の仕事から始めるのよ」と言えば、「入所者をしっかり支援するという点では、リハビリと介護は目標を共有している、ということですね」とか、「目指しているところは一緒なんですね！　勉強になります！」などのように投げかけるかたちで解明術参号を仕掛けるのです。それの積み重ねにより、上司と解明師の間で共通目標の共有が徐々に進み、信念対立を回避できる可能性の幅が拡がるはずです。

それでもうまくいかない場合は、上司との信頼関係があるように演出しながら、解明術弐号を仕掛けてみましょう。すなわち、上司が自身の信念に疑問を持つような契機を与えていくのです。その際、解明術弐号は上司の信念に直接仕掛けてもよいでしょうし、それが難しそうであれば、上司の信念を理解しようと解明師自身が努力しているような素振りを見せながら、行うとよいでしょう。

上記の事例でいえば「素朴な疑問で申し訳ないんですけど、介護が仕事の基本って言える根拠は何なんでしょうね？　Fさんがおっしゃりたいことは理解できるのですが、ちょっと私のなかでまだ整理がついていないもので……」とか、「確かにFさんの言うとおりだと思うのです。だけど、私自身の疑問なのですけど、そう言える根拠は何なのでしょうね……」などのように切り出していくとよいかもしれません。つまり、解明師が悩んでいるように見せながら、上司の信念の成立根拠を問うていくプロセスに、上司を巻き込んでいくのです。上司がそのプロセスから背を向けなければ、硬直化しきった上司の信念を落とせるでしょう。

なお、このようなケースで共通して厄介なのが、解明師のなかに生じる「上司に対する恐れ」という信念です。恐れは解明師を萎縮させます。それにより、解明師は上司に遠慮してしまい、ここぞというクリティカル・ポイントで妥当な判断（解明評価）ができなかったり、解明術を適確に繰り出せなかったりします。その結果として、信念対立のスパイラルから抜け出せないことも起こり得ます。上司と話しあうときに緊張すると感じることがあれば、解明師自身の解明態度をチェックし、恐れという信念を解きほぐしてください。

4　権威者との間で信念対立が生じた事例

(1)　事例紹介

Gさんは一年前に開院した診療所に、最初から働いている看護師（かつ解明師）です。診療所のスタッフにはH院長（49歳）のほかに、医師一名（Iさん）、看護師三名（Gさんも含む）、事務一名が働いています。Gさんは H院長が開院するときに、知りあいの医師から紹介されて働くことになりました。開院当初、H院長の職員に対する態度も紳士的で、患者からの評判もそこそこでしたが、開院後しばらくしてから徐々に態度が変わっていきました。

最初は、スタッフの話を聞かない、子どものようにすぐキレる程度でしたので、スタッフも「変わった人だ。でも、みんなで頑張っていこう！」というハツラツとしたムードで頑張ってきました。しかし、H院長の横暴ぶりはどんどんエスカレートし、今では患者の目の前でもスタッフに怒鳴り散らす、すぐにスタッフの人間性を否定する発言をする、診療所に出入りしている業者とケンカするような状態になりました。しかも、最近になって、患者との間でもトラブルが生じるようになり、病状の説明を求める患者にふてぶてしい態度をとったり、患者の話を聞かないときがあるようになったのです。

それでも診療所が何とか運営できているのは、H院長以外のスタッフが懸命になってフォローし続けているからです。医師のIさんはH院長の後輩で、「前はもうちょいマシだったんだけど、診療所を開院してからちょっと変わってしまった。まだ開院して一年目だし、すぐつぶすわけにもいかないだろうから、しばらくみんなで支えあっていこう」と言っています。他のスタッフも、「H院長に抗議したら解雇されるかもしれない。クビになったほうが楽かもしれないけど、患者に迷惑かかるのは間違いないから、ギリギリまで私たちが頑張ってフォローしていくしかない」と話しています。

しかし、Gさんはこのままでよいとは思っておらず、一念発起してスタッフ全員がH院長に意見を言える機会をつくりました。Gさんのほうから H院長に、言動を改めてもらわなければ患者からの信頼を失う、今のようなひどい状態が続くようなら、スタッフが健康を害してしまいかねない、と伝えました。しかし、他のスタッフは日頃からH院長に罵倒されて萎縮しているためか、Gさんに追随して積極的に意見することはありませんでした。H院長は静かに話を聞き、最後に「申し訳なかった。態度を改めるから今後もよろしく」と言いました。他のスタッフはH院長を支えていくと言いました。

その後しばらくの間、H院長の言動は落ち着いていたのですが、数週間後には今までどおりに暴言を吐くようになりました。Gさんは、H院長に従順な他のスタッフは当てにならないから自分が頑張るしかないと思い、習い覚えた信念対立解明アプローチを活用し、H院長に解明術を仕掛けてみました。H院長からののしられながらも、しばらくのあいだ、「何のための診療所ですか？」「何が目的で暴言を吐くのですか？」「何を根拠にスタッフの人間性を否定するのか？」「診療所を盛り立てていきたいという点では、共通目標があるのではありませんか？」などを問いかけていきました。

しかし、H院長は、「何が言いたいのだね？」「そんなこと言っているのは君だけじゃないか！」と怒るのみで、それどころかGさんに対して暴言を集中投下するようになりました。他のスタッフは以前よりも自分たちに目立った被害が及ばなくなったこともあり、H院長のGさんへの暴言は黙認し、患者へのフォローに専念するようになりました。Gさんは信念対立解明アプローチを見直し、ラストチャンスに賭けようと考えています。

（2）事例の検討

上記の事例を読み、解明評価で信念対立を整理し、全体像を検討してください。

（3）解明術の検討

（2）を踏まえて、解明術（解明態度を含む）の仕掛け方とそのリスクを考えてください。

（4）考えるためのヒント

このようなケースでは、権威者が好き勝手に振る舞っているにもかかわらず、周囲の人々が権威を承認して自発的かのように服従しているために、体制が維持されてしまい、信念対立の解明がなかなか進まなくなりがちです。そうした場合、解明師が正攻法で解明術を仕掛けても上滑りしてしまいます。それによって解明師は孤立してしまい、状況が悪化することも少なくないでしょう。

「講義10」では、信念対立する相手が暴君のような人のときはそっと失敗に誘い、権威者の信念と周囲の人々の権威の承認にかかる信念を揺るがし、不信感を引き出しつつ超志向性の構成に向けた解明術を仕掛けるという方法があると論じました。このケースでもその方法が使えるはずです。

しかし、解明術弐号で失敗にいざなうときは、関係する人々にリスクをもたらします。だから、解明評価によって、得られるメリットがリスクを上回るかどうか、リスクの発生によって人命が失われるなどの取り返しのつかない結末に至らないかを、しっかり勘案する必要があります。その際、リスクゼロは前提にしないでください。原理的にそれはあり得ないためです。そうではなく、解明術弐号によってもたらされるであろう事態は、許容できるリスクかどうかを検討するのです。上記のような職場は、遅かれ早かれ職員の大量退職などの事態に至るはずです。リスクのある信念対立の解明が、そうした事態よりもメリットがあるかどうかも十分検討するようにしてください。

さて、上記のケースで権威者を失敗に導くのであれば、解明師がH院長の診療補助をしているときに、H院長が患者にふてぶてしい態度をとるような機会を利用し、あえてフォローせずに傍観してみるとよいでしょう。そして、患者がH院長の態度に怒るようであれば、解明師は間に入らず、直接H院長に苦情を言う よう勧めるのです。また、H院長が病院運営についてしょうもないこと言い出したら、それに対してあえて反論することなく笑顔でうなずいたり、「いいんじゃないですか」などと言って、失敗に向けてドライブするよう後押しするのです。周囲からのフォローがなくなれば、H院長がミスを重ねる日々は遠からずやってくるはずです。それによってH院長に服従する他のスタッフが、「これは本当にまずい」「このままじゃいけない」などとはっきり意識するようになれば、権威への承認が落ちはじめるため、H院長の支配力が低下していくでしょうから、タイミングを見計らって解明術を繰り出してみましょう。またH院長が失敗体験に直面したことよって、自身の信念に疑義を持ちはじめそうなシグナル（たとえば、以前よりも物腰が柔らかくなった、など）を把握できたら、解明術を繰り出していくようにします。

また、上記のようなケースでは、解明師の解明態度を深化させていくことで、信念対立の影響をそぎ落とすようにします。H院長が横暴であるだけでなく、周囲のスタッフも院長に服従していますから、解明師のみに信念対立の激化が襲ってきかねないからです。ですから、解明師は解明態度を深化させ、体感する信念対立の影響を少しでも減らし、ちょっとでもフレキシブルに振る舞える状態をつくるようにしておきましょう。

もし、それすらも難しいぐらい腐った権威者と劣悪な職場環境で働いており、それに対して解明師が耐えられないようであれば、喧嘩でもなんでもしてさっさと転職しちゃいましょう。皆さんが精神的マゾでなければ、信念対立に陥ったまま悩み続けるのはつらい人生になるだけです。患者への責任感で悩むかもしれませんが、あなたが辞めてもきっとすぐに誰かがフォローしてくれるはずです。え？「辞めることもできないときはどうするか？」ですって？？　そういうときは、好機が訪れるまでひたすら耐え抜くために、解明態度を極限まで最大化し、信念対立から受ける被害を最小限に食い止めることに徹するしかないでしょう。あるいは、職場内で仲間を見つけて、少しでも居心地の良い状態にするのもいいかもしれません。悪いことも良いこともずっと続くことはありません。大変でしょうけれど希望を持って、絶望のうちを生き抜いてください。

5　チームで信念対立が生じた事例

（1）事例紹介

Iさんは公立病院に勤める若手の医師（かつ解明師）です。Iさんは、患者・家族、看護師、作業療法士、理学療法士、薬剤師、言語聴覚士、放射線技師、介護福祉士、管理栄養士、社会福祉士などからなるチームの取りまとめ役です。

しかし、Iさんのチームは職種間の縄張り意識が強く、業務内容をめぐって争うことも少なくありません。たとえば、看護師は、ADL訓練は病棟で行うから理学療法士、作業療法士に手出し無用といいます。他方、作業療法士は、ADL訓練は作業療法の得意分野であり、看護師は患者のケアに専念するよう求めています。そうかと思えば理学療法士は、基本的ADLと身体機能訓練は自分たちの専門分野だから、作業療法士はレクリエーションだけやっておけばいいと主張します。すると介護福祉士は、レクリエーションの仕事が得意なのは自分たちだから、他の専門職にやってほしくないと言い出す始末です。

そのような職種ごとの縄張り争いが日常化しており、チーム医療の最大の利点である情報の共有と協力関係すらも、ままならない状態でした。先輩医師に相談したところ、「医師のお前がリーダシップを発揮しないのが悪い。トップダウンでチームを統率しろ！」と叱咤《しった》され、多職種で対等に協力しあえるようになりたいIさんは、肩身の狭い思いをしていました。

Iさんは、現在の状況は職種間の守備範囲をめぐる信念対立が生じている状態ではないかと考え、信念対立解明アプローチを試してみることにしました。そこでIさんは、他職種で集まってチームのあり方について話しあう機会を持とうと、スタッフたちに提案しました。すると、古株の看護師たちから、「前例がないからやらない」「今までどおりで何がいけないの？」などと反発されてしまい、もう一度仕切り直すことになりました。Iさんはこの状況で信念対立解明アプローチを成功させるにはどうすればいいかを、考えているところです。

（2）事例の検討

上記の事例を読み、解明評価で信念対立を整理し、全体像を検討してください。

（3）解明術の検討

（2）を踏まえて、解明術（解明態度を含む）の仕掛け方とそのリスクを考えてください。

（4）考えるためのヒント

このようなケースでは、最初にＩさんがやろうとしたように、スタッフ全員を対象に信念対立解明アプローチを仕掛けられると理想的です。基本的には関係する全スタッフに、自身の信念とそれに相関している志向性を、そしてその信念と志向性が構成されるに至った諸契機を内省してもらい、信念の相対化を進めていきます。それによって多様な物の見方、考え方があると自覚してもらうのです。そのうえで、スタッフみんなが納得できる共通目標を問いあいながら定めていき、それに応じて役立つであろう実践（信念）を選択、実行していくようにするのです。チーム内で生じた信念対立の解明は、（残念ながら失敗したものの）Ｉさんが行おうとしたようにスタッフ全員に解明術を仕掛けていくとよいでしょう。

しかし、上記の事例で見られたように、ときにスタッフのなかから「無駄だ」とか「面倒くさい」などの批判が出て、それがかなわないこともあります。スタッフは信念対立の渦中にあるわけですから、新しい試みに対してもネガティブになって抵抗してくることも少なくないためです。そういうときは、関心を持ってくれた人から解明術を仕掛けていくようにしましょう。つまり、信念対立の向こう側にある協力関係に関心のある人から、働きかけていくです。上記の事例でいえば、病院の古くからの慣習にこだわる一部の看護師を除いたスタッフたちに、解明術を仕掛けるのです。

もちろんこのことは、非協力的な人々を仲間外れにすることを意味しません。そうではなく、現時点で働きかけられる方々から順番に建設的関係を築きあげていき、徐々にその関係を拡充していくようにするのです。それにより、非協力的な人々によって信念対立解明アプローチが頓挫《とんざ》させられる事態を回避しつつも、硬直化しきった信念から解きほぐされたスタッフを徐々に増やしていくことができます。またそれが契機になって、最初は非協力的だった人々も協力しあえる志向性へとシフトチェンジしていく可能性の範囲を拡げることができるでしょう。

加えて、このようなチーム医療の信念対立は、お互いの専門性を理解していないために生じることが少なくありません。したがって、解明術壱号と弐号で人々の信念の相対化を進めるときは、お互いの専門性の理解を深めあえるようにしていくことが重要になります。それはもしかしたら、勉強会のような形式になるかもしれませんし、カンファレンスのときにお互いの専門性に基づく関心を確認しながら話しあっていく、という形式になるかもしれません。

いずれにしても、チームの信念対立は、専門職ごとに異なる志向性を学びあい、それをお互いに認めあうことが重要なポイントになります。チームの連携を深めあうには、綿密なコミュニケーションをとればいいと考えている人が少なくありませんが、本書を通じて論じているように、コミュニケーションは志向性と契機を確認しあいながらでなければうまくいきません。まずは、お互いの志向性と契機と信念を問いあい、多様な信念を承認しあうこと、そのうえでコミュニケーションを深めていくこと、そうした過程を通じて、それぞれの専門性を超えて妥当する強力な超志向性（共通目標）がつむぎ出されていく可能性が開かれていくのです。

6　患者との間で信念対立が生じた事例

(1) 事例紹介

Jさんはデイケアで働く看護師（かつ解明師）です。Jさんは、デイケアに通所中の統合失調症でアルコール依存症患者のKさんへの対応で、信念対立しています。Kさんは精神障害があり、生活保護を受給しています。Kさんは生活保護費が支払われると、全額ギャンブルにつぎ込んでしまいます。以前はギャンブルのせいで借金もありましたが、スタッフらが尽力した甲斐もあってすべて返済しており、現在もかろうじて借金はありません。Kさんも返済で苦労したため、「もう借金はしない」と言っています。

ところが、数日で生活保護費のほとんどを使い切ってしまう生活が続いており、周囲からの支えがなければ飢え死にしてしまうことがあってもおかしくない状況です。そのため、JさんはKさんに、「スタッフのほうで金銭管理をし、Kさんには必要な金額だけ手渡すようにしたいと思います」と伝えました。しかしKさんは「そんなのイヤだ！　自分で頑張って管理するから！」と言って譲りませんでした。それでもJさんが説得を試みると、Kさんが「それだけは堪忍してください」と土下座して懇願するため、しぶしぶ自己管理の方向で支援することになりました。

しかし、その後もKさんの行動が一向に改善されず、とうとうデイケア内で他の患者から借金をしてしまいました。Jさんはあきれかえってしまい、「また借金して……。これからどうするつもりですか？」と問いただしました。するとKさんは、Jさんに「私生活にまで口出ししてほしくない！　貸してくれたのだからいいじゃないか！」と突然激怒しはじめました。Jさんは、「金銭管理ができないから、いつまでもデイケアに通うことになっているんでしょ！　とやかく言われたくなければ、自分のお金ぐらい自分で管理できるようになったらどうですか⁉」と思わず言い返してしまいました。二人があまりの剣幕で言いあうため、デイケア主任が思わず仲裁に入る始末でした。

その日の夕方、デイケア主任から、「Jさんもよく頑張ってると思うけど、Kさんと言い争うのはよくないと思う。対応が難しければ私が変わるからいつでも言ってください」と言われました。Jさんはイライラしながらも、自分の未熟さに情けない気持ちになりました。同時にJさんは「もしかしてこれも信念対立では？？」と思ったので、少し前に勉強会で学んだ信念対立解明アプローチを用いることにしました。

(2) 事例の検討

上記の事例を読み、解明評価で信念対立を整理し、全体像を検討してください。

(3) 解明術の検討

(2)を踏まえて、解明術（解明態度を含む）の仕掛け方とそのリスクを考えてください。

(4) 考えるためのヒント

このケースのように、信念対立は患者（あるいはその家族）–医療者関係で体験されることも少なくありません。医療保健福祉領域は、患者と医療者の信頼関係がとても重要です。しかし、信念対立は「わかりあえない」という実感を伴う体験ですから、お互いが不信感を持ってしまうため、それを破壊してしまいます。

だから、患者－医療者関係で生じる信念対立は、医療者間で生じるそれと同様に、医療保健福祉領域の根幹にかかわる深刻な問題だといえます。

患者－医療者関係で信念対立が生じたらまず、解明師の解明態度を深化させるようにしましょう。よほどのことがない限り、医療者は「患者の病気を治すこと」や、「患者の生活を支援すること」に強い信念を持っているはずです。しかし、このケースのように、医療者の信念に合致しない信念を持つ患者に遭遇すると、この強力な信念が、信念対立への駆動力になってしまうことがあります。解明師が解明態度を深化させることにより、解明師のなかに暗黙のうちに根深くとり憑いた信念を落とし、フレキシブルな実践の可能性を開いておくようにするのです。

それと同時に、解明師は解明交流法を駆使して患者側の不安や怒気を少しでも軽減し、信頼を深めるようにしましょう。医療保健福祉領域の共通目標のひとつは、患者とともに治療やケア、リハビリテーションに取り組むことでしょうから、その目的に照らせば、信念対立の発露であり、激化への道でもある患者の不安や怒気の軽減は、避けられないからです。

そのうえで解明術を仕掛けていくわけですが、ここでは特に、「患者が使う言葉」を使用するよう、意識化しておきましょう（「講義8」参照）。解明術は、自身の言葉と行動を武器に、信念対立とそれに結びついた信念を解していきます。つまり、解明師の言動が患者にひびかなければ、解明術の奏功を期待できないわけです。患者が解明師にどのような言葉を用いて交流してくるかを解明評価で把握し、それに沿うかたちで解明術を繰り出して、お互いに共通目標に向かって努力しているという確信が芽ばえるようにしていくのです。

また、患者に解明術を仕掛けるときは、基本的に壱号と参号を用いるようにします。解明術弐号は、患者にとって揺るぎなき信念（現実）の成立根拠をそぐため、どうしても攻められていると感じられてしまいがちです。特に患者－医療者関係には、患者 ＜ 医療者というヒエラルキーが暗黙のうちにあることもありますから、解明術弐号によって患者が「医療者から攻撃された」と感じる事態を避けるのは難しいこともあるでしょう。そうなると、患者は解明師に対してさらに不信感を抱いてしまい、基本的な信頼関係そのものから崩れ、下手をすると問題が拡大してしまい、訴訟にまで発展してしまいかねません。これは患者家族に対しても同じです。ですから、解明師は患者、家族に対して、基本的に解明術壱号、参号を用い、弐号はどうしても必要なときに絞って活用するようにしましょう。

7　解明師の自滅によって信念対立が生じた事例

（1）事例紹介

Ｌさんは公立病院に就職して八年目の看護師（かつ解明師）です。Ｌさんの仕事ぶりは看護師だけでなく医師からの評判もよく、患者からの評判も上々です。上司からの指示も適確に理解し、同僚との協力関係もしっかり築くことができ、後輩に対しても上手に指導することができています。

ところが、Ｌさんよりも三年後輩のＭさんが、先に主任になってしまいました。Ｍさんは仕事熱心なのですがちょっと鈍くさいところがあり、これまで幾度となくＬさんもフォローしてきました。主任に選抜されたときも「私で大丈夫なのかしら。Ｌさんこれからも助けてくださいね」と不安気に言ってきました。Ｌさんは「まかせて！」と快活に答えたものの、後輩に追い抜かれた感じがしてとても複雑な気持ちです。

ある日、主任になったＭさんが、患者のケアでいつものように些細なミスを犯してしまいました。ＬさんがそれにＭ気づきフォローしたため大事に至らなかったものの、いつものように「ありがとう！」と言うＭさんに対してついつい、「主任になったのだからしっかりして頂戴！」と叱責してしまいました。Mさんは普段とは異なるLさんの言動に動揺してオロオロし、「ごめんなさい！　私がしっかりしていないせいで気分を害してしまったね。これからもっと頑張るからよろしくお願いします！」と懇願するばかりでした。

その後もLさんのイライラは収まらず、業務終了後に同期の仲間たちと、ストレス発散を兼ねて飲みにいきました。飲み会の席で、「どうしてMさんなんかが先に出世したのよ！　私のほうが先に就職したし、仕事も確実にこなしているのに！」とやけになって愚痴を言いました。すると、Lさんと同様にMさんに先に出世された境遇にある同僚から、「あんたもキツイこと言うねぇ（笑）。でもさぁ、私はMが先に出世しても別になんともないんだけどねぇ。それに、今の状況って、あんたが近頃関心を持っている信念対立じゃないの？　よくわかんないけどさぁ」と言われてギクリとしました。Lさんは自身が知らず知らずのうちに信念対立を育んでいた可能性を疑い、信念対立解明アプローチの活用を模索しようと思いました。

（2）事例の検討

上記の事例を読み、解明評価で信念対立を整理し、全体像を検討してください。

（3）解明術の検討

（2）を踏まえて、解明術（解明態度を含む）の仕掛け方とそのリスクを考えてください。

（4）考えるためのヒント

このケースのように、解明師自身のうちで異なる信念がぶつかりあってしまい、知らず知らずのうちに信念対立が起こってしまうことがあります。講義5でも論じたように、私たち人間は、日ごろ自身に到来する諸信念（現実）が契機－志向相関的であると自覚していません。信念対立の発生はその無自覚さにありますから、解明師であっても気がつけば自身のうちに信念対立を抱え込んでいることもあるのです。解明師も人間である以上、これは完全に防ぐことはできない問題です。

こうした問題を低減していくためには、解明師の解明態度を深めていく必要があります。「講義6」で詳述したように、自問自答やグループワークを通して自身の信念が契機－志向相関的に構成される側面をしっかり把握し直します（解明態度壱号、弐号）。それによって、信念対立化した信念から絶対性を抜き取り、信念の可謬《かびゅう》性を前提にすることができます。そのうえで、自他で共有できる志向性についても内省を押し進めるようにしていくのです（解明態度参号）。解明師自身が知らず知らずのうちに自ら信念対立の渦中に落ちこんだ場合、周囲に他の解明師がいなければ、おそらくこの方法で信念対立から脱するしかありません。

これに加えて、自分がどのようなタイプの信念対立に弱いのかも押さえるようにしましょう。たとえば上記の事例でいえば、いつもは面倒見の良いLさんなのに、後輩が先に出世したことに対してとてもネガティブに反応しています。それに対してLさんと同期の仲間は、信念対立にからめとられていません。ここからわかることは、誰でも苦手なタイプの信念対立があるだろうということです。実際、僕もある種の信念対立が起こると突然、ガクンとそれに陥ってしまうことがあります。特に、解明師が自滅することで発生した信念対立では、それが顕著に表れると考えられます。ですから、このようなケースの信念対立解明アプローチでは、解明態度の深化を通して自分が苦手な信念対立のパターンを把握し、次のそれに類似した問題が起こったときは、前もって対処できるようにしておくのがいいでしょう。

＊　＊　＊

さて、解明術スキルアップ・トレーニングは以上です。もちろん、これで解明術が完璧に身につくわけではありませんので、これからもどんどん実践経験を積んでいきましょう。信念対立はとても厄介な問題なので、実際にやってみるとうまくいかないことが多いと思います。しかし、緩急自在に解明術を仕掛けていけば、信念対立化した信念から疑義の余地をそぎ落とし、建設的な実践の回路を構築していくことができるでしょう。

次の講義では、これまでの議論を踏まえながら、信念対立解明アプローチの全体像を描き出していきたいと思います。

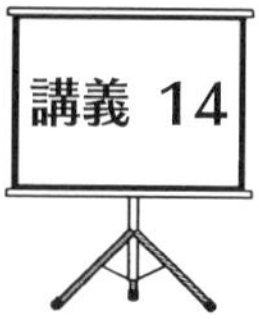

信念対立解明アプローチとは何か

信念対立解明アプローチのスキルアップ・トレーニングを終えたところで、いよいよ最終講義です。皆さんが解明師として歩み出せるよう願って、この新技法の全体像をあらためて論じたいと思います。

1　信念対立解明アプローチとは、何ではないのか

（1）医療倫理の方法ではない

「講義1」でも述べたように、信念対立は倫理的ジレンマを含む問題です。「講義1」ではその理由を簡単に述べただけなので、ここではなぜそういえるのかをもう少しつっこんで論じておきます。

繰り返しますが、倫理的ジレンマとは、倫理的に正当な理由のある選択肢が複数あり、そのなかのいずれかを選択しなければならないにもかかわらず、どれを選択しても満足できる結論に至れないときに発生する問題です。それに対して信念対立は、倫理的に正当な理由の有無にかかわらず、疑義の余地なき信念間の矛盾があれば発生する問題です。つまり、信念対立化した信念に倫理的な裏づけがある限りにおいて、信念対

立は倫理的ジレンマと呼ぶことができます。

しかし、ここまでの事例からもわかるように、信念対立は私利私欲にまみれた信念のズレによっても生じますし、悪意に満ちあふれた複数の信念が絶対化してぶつかっても、起こりうる問題です。そうした信念は、倫理的に正当な理由を持てませんから、このタイプの信念対立は倫理的ジレンマという観点からとらえることはできません。だから、信念対立は、倫理的ジレンマを含むより広範囲の問題だ、という話になるのです。

さて、倫理的ジレンマに対応するための医療倫理の主たる方法に、四つの倫理原則（自律尊重、無危害、仁恵、正義）を用いるものがあります[1]（ほかにも、倫理原則と物語論と手続論を有機的に用いる方法[2]、決疑論[3]などもありますが、以下では倫理原則を中心に論じていきます）。自律尊重とは、自律した他人の意思決定を尊重するという倫理原則です。無危害とは、他人に危害を加えてはいけないという倫理原則です。仁恵とは、他人に利益を与えるという倫理原則です。正義とは、他人に利益、危険性、費用を公平に分配するという倫理原則です。医療倫理の方法では、倫理的ジレンマが生じたらこれら四つの倫理原則に基づいて問題を分析し、解決策を考えていくのです。

信念対立解明アプローチは、構造構成的人間論（「講義3」）という人間原理を背景に、倫理的ジレンマ（信念対立の一種）が生じると、契機－志向相関的に構成された問題としてとらえて、分析していきます（「講義8」）。その結果を踏まえて、解明術を仕掛けていき、倫理的ジレンマという問題構造の成立条件を突き崩していくことになります（「講義9、10、11」）。つまり、信念対立解明アプローチは方法論上、医療倫理の方法のように倫理的ジレンマの問題を前提にして解決していくのではなく、この問題から問題性を抜き取っていこうとするのです。

もちろん、この違いは両方法の良悪を意味するものではありません。医療倫理の方法には倫理的ジレンマを解決するという目的があり、信念対立解明アプローチには信念対立を解明するという目的があるわけですから、それぞれの目的達成に貢献しうる限りにおいて、ともに良い方法だといえるからです。

また、信念対立解明アプローチと医療倫理の方法は、信念対立が倫理的ジレンマという様相を示すようであれば、織り交ぜて用いることができます。すなわち、倫理的ジレンマに陥った人々に解明術を仕掛けていきつつ、倫理原則を参照しながら具体的な対応策も考えていくのです。もちろん、その逆もあり得ます。

具体的には、医師に「苦しすぎる。早く死にたい」と訴える患者がいた場合、信念対立解明アプローチでは生と死という倫理的ジレンマの構図を崩すために、『早く死にたい』という信念とそれが構成される理由（志向性と諸契機）は何か」を考えていくのです。また医師は、患者からそう言われると葛藤するでしょうから、「患者から『早く死にたい』と言われて私が葛藤してしまうのは、どうしてなのだろうか」と自身に問いかけるようにしていきます。具体的な問いかけは、解明態度（「講義6」）や解明術壱号（「講義9」）、解明術弐号（「講義10」）をもう一度参照していただければと思いますが、そういう問いの立て方のもとで対話していくことによって、死以外にも、たとえば「手厚いケアを行う」や、「できる限り苦痛の緩和に取り組む」などといった、それ以外の信念（選択肢）が構成される可能性が生まれるでしょう（解明術参号）。そのうえで、先の倫理原則を踏まえて、倫理的に見て、より妥当な判断を下していくようにするのです。なお、より妥当な倫理的判断かどうかは、それが人間が用いるツールである以上、すべて契機－志向相関的に行われます。つまり、どのような状況のもとで、どういった関心に基づいてなされる判断なのかによって、倫理的な妥当性は変わりうるのです。

さて、したがって、信念対立解明アプローチは医療倫理の方法ではありませんが、それを否定するものでもなく、むしろ対応策の範囲を拡げるものになるといえます。

（2）ノンテクニカルスキルではない

信念対立解明アプローチの基礎には、解明交流法があることからもわかるように、コミュニケーション・スキルを用いるものです。しかしこれは、同じようにコミュニケーション・スキルの重要性を主張するノンテクニカルスキルのひとつだ、というわけではありません。

ノンテクニカルスキルとは、安全を重視すべき産業で働くすべての人々のための、認知的社会的技能といわれているもので、失敗を前提にしてできるだけそれを防ごうとする技法群からなります[4, 5]。医療保健福祉領域において、ノンテクニカルスキルは患者の安全を守るための技能であり、それぞれの専門家の技能（テクニカルスキル）を補完するものだと考えられています。

ノンテクニカルスキルには、チームワーク、コミュニケーション、リーダーシップ、意思決定、ストレスマネージメント、疲労への対処、状況認識が含まれます[6]。チームワークとは、人々が同じ目的に向かって役割を分担し、対立を解決しあいながら相互に支援しあうことです。コミュニケーションとは、感情や思考を伝えることです。リーダーシップとは、目的を達成するためにチームを指示し、コーディネートすることです。意思決定とは、状況に応じた判断、選択、行動を行うプロセスのことです。ストレスマネージメントは、急性あるいは慢性のストレスに対処することです。疲労への対処は、アクシデントの原因である疲労を特定し、影響を評価し、対処を行うことです。状況認識とは、自分が置かれた状況を理解し、これからの展開を予見することです。

以上からわかるように、ノンテクニカルスキルには、信念対立が発生しやすいチームワークや、その結果としてのストレスのマネージメントなどが含まれています。したがって、ノンテクニカルスキルの実践で信念対立が起これば、信念対立解明アプローチを用いることができるでしょう。しかし、それは信念対立がノンテクニカルスキルの目的の達成を阻害する限りにおいて、という条件のもとでだといえます。というのも、ノンテクニカルスキルの目的は安全対策であり、信念対立の解明は副次的なものにすぎないためです。

また、信念対立解明アプローチのなかには、安全対策という観点からはリスキーなものもあると思われます。たとえば、解明術弐号では、権威者との信念対立を解きほぐすにあたって、権威者が選択と決断を失敗したら黙認することがあると論じました。また、信念対立をわざと引き起こすような相手には、問題意識を共有するために、あえて信念対立をいったん激化させることもあると論じました。もちろん、解明師はそれによるベネフィットがリスクを上回ると予測しうるときにそうするわけですが、ノンテクニカルスキルではそれを素朴に容認することはできないはずです。ノンテクニカルスキルは安全対策のための技能であり、権威者の失敗や信念対立の一時的激化は、安全対策上問題があると判断されると考えられるためです。

したがって、ノンテクニカルスキルにおいて信念対立解明アプローチは、信念対立が安全管理を脅かす場合に、安全対策を行うという目的を阻害しない範囲でのみ活用できるツールだ、ということができます。

(3) 患者相談の方法ではない

また、信念対立解明アプローチは、患者や家族から寄せられる相談や苦情に応える、患者相談業務のための方法というわけではありません。患者相談では、患者、家族からの苦情への対応を行いますから、医療者の信念とバッティングすれば信念対立が起こることもあるでしょう。実際、患者相談の書籍[7、8]で提示されている事例は、信念対立と呼べる内容も少なくありません。

ではなぜ、信念対立解明アプローチは、患者相談の方法ではないといえるのでしょうか。

その理由として、患者相談と信念対立解明アプローチでは、やはりもともとの目的がかなり異なることが挙げられるでしょう。患者相談の場合、大きくいってしまえば、アメリカでは患者の権利を擁護するため、イギリスでは苦情処理システムを構築するため、日本では医療安全対策のひとつのツールとして相談・苦情に対応できるようにするため、という目的のもとで展開してきています。それぞれの目的の構成に影響した要因（諸契機）は異なりますが、患者からの相談・苦情に迅速に対応するという点では、共通する目的があるといえるでしょう。

それに対して、信念対立解明アプローチの目的からは、仮に患者・家族から相談・苦情があれば、それによって生じた信念対立の成立から解きほぐしてしまおうとする点に向けられます。つまり、患者、家族からの苦情に誠実に対応することは、信念対立解明アプローチで最も尊重すべき目的ではないのです。それは、解明術式号にはっきりと表れています。解明術式号は患者・家族を相手に積極的には用いませんが、仮にこの技法を適用するとするならば、不合理な苦情を言う患者に対して、苦情の成立根拠からそぎ落とすよう仕掛けていきます。それによって、苦情を言った患者に、「これは苦情を言うような内容じゃない」などと自覚させるわけです。相談・苦情への適切な対応をめがける患者相談では、これはたぶんやらないでしょう。

もちろん上述したように、解明術式号は積極的に患者、家族に用いることはあまりありません。しかし、解明評価でメリットがリスクを上回ると判断できれば、慎重に用いる可能性があり得ます。そのとき、解明術式号では上記のような対応になるのです。

だから、皆さんのなかに患者相談という文脈から信念対立解明アプローチをとらえた方がいれば、非常識な対応だと感じられるかもしれません。しかし、信念対立解明アプローチと患者相談では、もともとの目的がかなり異なるのですから、「非常識で的はずれな対応だ」という感じ方それ自体が的はずれだといえるでしょう。もちろん、信念対立解明アプローチは、患者相談と相反するようなものではありません。むしろ、患者相談業務のなかで使えることもあるはずです。たとえば、解明術壱号・参号は、相談や苦情を寄せた患者、家族を理解し、協力関係を築くために使えるかもしれません。また、解明評価は、苦情という信念が成立した諸条件を明らかにしてくれるかもしれません。

逆に患者相談は、信念対立解明アプローチでも使えることがあるはずです。たとえば、患者相談で欠かせない法律知識は、際どい信念対立解明アプローチを仕掛けるときに、その適否を判断するうえで役立つかもしれません。また、患者相談で用いられる窓口の設置やセンターの開設は、信念対立解明アプローチを組織的に展開するうえで、参考になる方法でしょう。

以上から、信念対立解明アプローチは患者相談の方法ではないものの、それを否定するものではなく、お互いに目的に照らして適宜組み合わせることができる関係にあるといえるでしょう。

(4) 信念対立の解明を完全保証する方法ではない

さらにいえば、信念対立解明アプローチは、これさえ使えば信念対立を完璧に解きほぐせると保証された方法ではありません。そうではなく、この技法は信念対立解明の可能性を担保した方法なのです。言葉遊びのように感じる方がいるかもしれませんが、この違いの理解はかなり大切です。というのも、もし「信念対立解明アプローチは、信念対立の完全解明を保証している」と誤解した人がこれを実践し、仮に完全解明に至らないケースに出会うようなことがあれば、すぐさま「信念対立解明アプローチは役に立たない」とネガティブに受け取ってしまうおそれがあるためです。

では、信念対立解明アプローチはなぜ、この問題の完全解明を保証することができないのでしょうか。理由は、信念対立は人間（契機‐志向相関的に現象を構造化する主体）が引き起こす問題であるため、どうしても完全にコントロールすることができない要素を含む諸契機の介在を回避できないこと、信念対立解明アプローチもまた人間の営みであるため、どうしても「やってみなくちゃわからない」という状態から抜け出すことができないこと、によります。つまり、信念対立とその解明法はともに人間の営為であるため、方法論上は信念対立解明アプローチでこの問題を解くことができても、実際にはそうならないこともあるのです。だから、僕は信念対立解明アプローチを、「可能性の担保」という論じ方にとどめているのです。

しかし、この問題は信念対立解明アプローチに限ったものではありません。なぜなら、あらゆる実践は人間の営みであり、それゆえコントロールしきれない諸契機の影響のもとにあるからです。どれほど明晰な目的を定め、それの達成に役立つ方法を組んだとしても、その遂行にあたるのが人間である以上、「やってみないとよくわからない」という構図の引力圏から逃れることはできません。そのため、どんなに完成度の高い実践でも、それによって目的の完遂を保証することは不可能なのです。その意味で、あらゆる実践は目的達成に対して、「可能性の担保」という次元にあるのです。

だから、信念対立解明アプローチが役立ったかどうかは、それによって信念対立の完全解明ができたかどうかではなく、それがなかったときに比べてちょっとでも信念対立が低減されたかどうか、で判断していくことになります。完全解明が基準にならない以上、過去と現在の相対的な変化で有用性を判断する方法しか残されていないためです。もちろん、この相対的判断もまた契機‐志向相関的であり、皆さん一人ひとりにお任せするほかありませんが、開発者として僕は原理的にも経験的にも、きっとこの方法論が役立ってくれるだろうと考えています。

2　信念対立解明アプローチとは何か

では、信念対立解明アプローチとは何なのでしょうか。これまでの講義をすべて踏まえて、信念対立解明アプローチの構造モデルを作成すると、図2のようになります。以下ではこの図を参照しながら、信念対立解明アプローチの全体像を論じることにします。

信念対立解明アプローチの目的は、医療保健福祉領域で発生する信念対立を根本から消滅させ、さらに先へと進める建設的な実践の可能性の範囲を開くことです（「講義1」）。そのための哲学的基盤として、構造構成学が採用されています（「講義2」）。また、信念対立解明アプローチの実践の方向性を定めるために、解明の意味本質について検討し、解明とは問題そのものの破壊であると論じました（「講義3」）。そのうえで、信念対立解明アプローチの対象である人間のとらえ方を決めるため、あらゆる人間構造の成立に妥当する人間原理を検討し、その結果として構造構成的人間論が定式化されました（「講義4」）。さらには、信念対立が解明に至る諸条件を検討し、第一条件＝契機‐志向相関的な現象の構造化を行う主体であると自覚させること、第二条件＝疑義の余地なき信念の成立根拠をそぎ落とすこと、第三条件＝相互了解可能性を担保した回路を構築すること、という知見を導き出しました（「講義5」）。したがって信念対立解明アプローチは、その哲学的基盤に構造構成学が配置され、そこから展開された理論的基盤として解明論、構造構成的人間論、解明条件論があるということになります。信念対立解明アプローチの専門家である解明師は、これらの哲学的基盤と理論的基盤の理解を欠かすことができません。というのも、この新しい方法論は、この哲学的、理論的基盤と、それらの実践応用の経験などから導かれて構築されているためです。

信念対立解明アプローチの技法論には、解明態度（壱号、弐号、参号）、解明交流法（傾聴、共感、質問）、

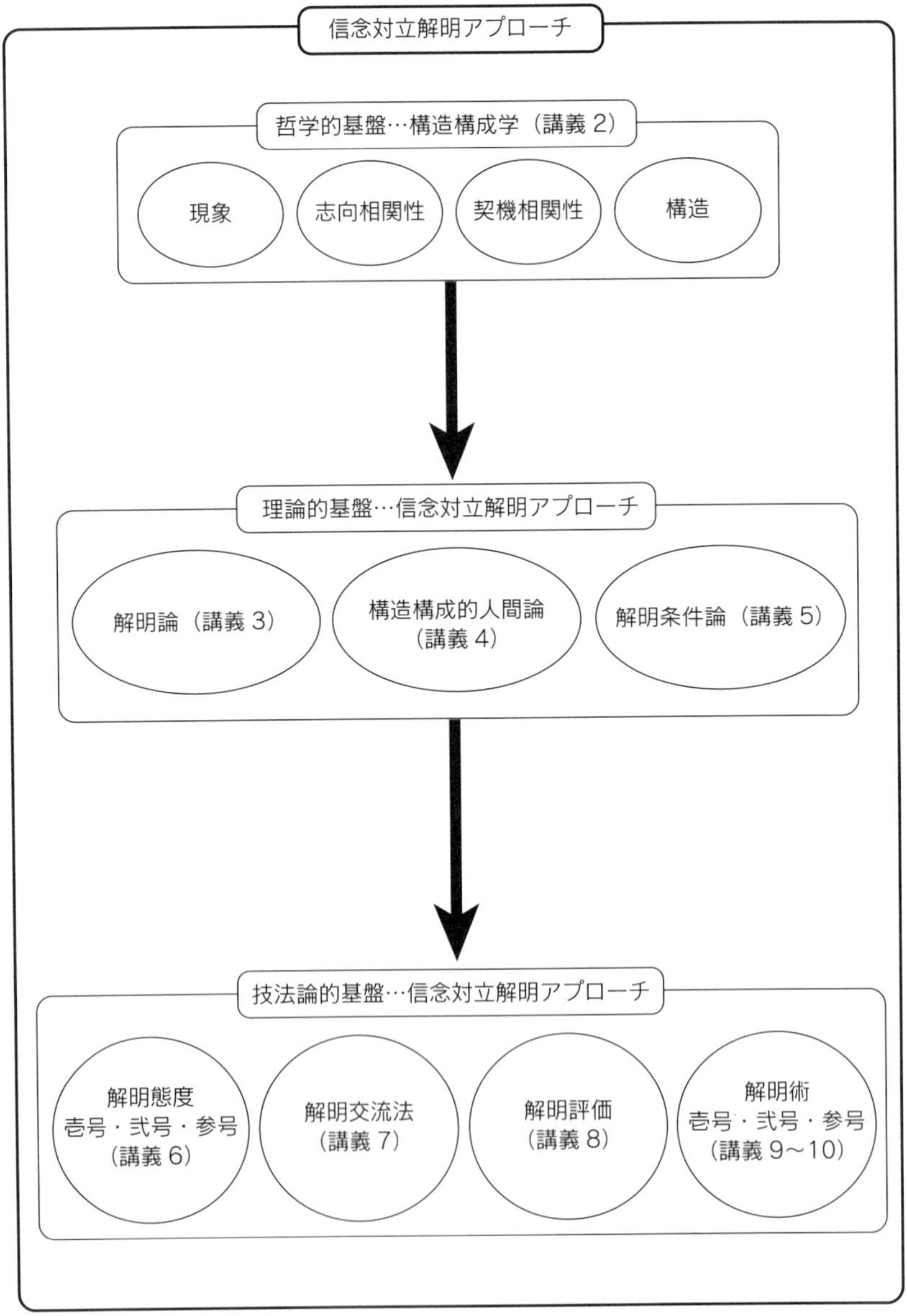

図 2　信念対立解明アプローチの構造モデル

解明評価、解明術（壱号、弐号、参号）が含まれます。信念対立解明アプローチは人間が繰り出すものですから、すべて契機－志向相関的な営みです。そのため解明師には、何らかの状況（契機）のもとで、信念対立を解き明かすという目的を達成するために、できるだけ役立ちそうな信念対立解明アプローチを遂行することが求められます。

まず解明態度とは、信念対立に挑む解明師が、信念対立の餌食にならないよう、信念対立解明の諸条件（解明条件論）を身体化しておくことです（「講義 6」）。解明師も人間ですから、信念対立へ向きあうことが契機になって、自身の信念と人々の信念間で矛盾を感じ、信念対立の当事者になってしまう可能性がありま す。だから、解明師は解明態度の習得を通じて、自らに対して信念対立解明アプローチを仕掛け、朱に交わっても赤く染まらない可能性を担保しておくのです。

解明交流法は、解明評価と解明術に通底するコミュニケーション・スキルです（「講義 7」）。解明交流法は従来のコミュニケーション技法の知見を、信念対立の解明という目的に照らして再構造化しており、傾聴、共感、質問から構成されています。解明交流法は、次の解明評価や解明術の通奏低音になりますから、信念対立解明アプローチの基本中の基本とでもいうべき技法だといえるでしょう。

解明評価は、信念対立とそれに陥った人間たちの状態を把握していく方法です（「講義 8」）。解明評価は理屈上、構成的評価と非構成的評価に整理することができるものの、現在のところ自然な観察と会話を用いた非構成的評価でしか行うことができません。解明評価では解明交流法に基づく非構成的評価によって、信念対立とそれに陥った人々の内実を理解していくのです。その際、解明評価では信念対立に陥った人々から直接得られた情報からだけでなく、それらの情報を並べて文脈を読み解くことも行います。それによって解明師は、信念対立とそれに陥った人々の全体像を、より深く把握していくのです。

解明術は、信念対立に陥った人々がそこから抜け出せるように仕掛ける諸方法で、解明術壱号、解明術弐号、解明術参号があります。解明術壱号は、信念対立化した人々が信念の可謬《かびゅう》性に気づけるよう働きかける方法です（「講義9」）。解明術弐号は、解明術壱号では解けないぐらい絶対化された信念の成立根拠からそぎ落とす方法です（「講義10」）。そして解明術参号は、解明術壱号と弐号で得られた人々の多様性への気づきに立ち、そこからさらにお互いに承認しあい、協力しあえる建設的関係を構築していけるよう仕向ける方法です（「講義11」）。解明術は信念対立を解き明かすための中心的方法であり、これの習得なくして信念対立解明アプローチの遂行はあり得ません。

なお、解明態度、解明交流法、解明評価、解明術の内容は、上述した哲学的、理論的基盤とそれの実践応用のノウハウから導き出されているため、それぞれの講義で論じられた技法がゴールではなく、今後さらなる実践と研究によって豊かにしていく必要があるものです。その意味において、信念対立解明アプローチは、これからどんどん深化していく可能性の方法だといえます。皆さんもぜひ本書で学んだ内容を契機にして、信念対立を解明するという目的のもと、新技法をフレキシブルに編み出していきましょう。

もちろん、そうするためには皆さんが信念対立解明アプローチに習熟し、最低限ここで論じた各技法を使えるようになっておく必要があります。そうでなければ、本書で示された信念対立解明アプローチに足りないかもしれない何かを、明確に知ることができないためです。そのために求められることは、とにもかくにも実践です。皆さんが実際に本書で示した信念対立解明アプローチを遂行することが、現場の信念対立を根本から解き明かすためにも、この方法論をさらに豊かにしていくためにも、求められているのです。

あとがき

本書の執筆中に、いくつかの信念対立の解明に挑みました。一つは騒音問題、もう一つは他人の家庭問題、そのほかにも一般社会で起こったいくつかの問題。それらはいずれも、医療現場というフィールドを越えて起こった信念対立でした。信念対立の根源には、人間がいれば発生する必然的構造があります。なので、信念対立はいつでもどこでも僕たちに襲いかかってくる問題になるのです。僕は望んでいないのに、医療現場以外の信念対立の解明にとりかからざるを得なかったのは、その意味で必然なのです。

もちろん、本書は信念対立に苦しむすべての医療関係者に向けて書きました。だから、取り上げた例はすべて医療保健福祉領域にかかわるものばかりです。一般の読者にはわかりにくい事例もたくさんあると思います。しかし、本書執筆中の実践経験により、信念対立解明アプローチの射程は、おそらく医療現場に限定されるものではない、と考えるようになりました。信念対立解明アプローチの開発目的は、この問題を根本から解消できる可能性の方法を提供することでしたから、論理的に考えればそれもまた当然のことなのですが、それが経験によって裏打ちされたかたちになったわけです。

このような本を書いておいてなんですが、僕は基本的に信念対立にかかわりたいとは思っていません。信念対立はとても厄介な問題ですし、それに触れるだけでエネルギーが削《そ》がれるような思いになることがあるためです。でも、人間がいる限りはそこから逃れるのは至難の技です。だから僕は、できるだけ多くの人が信念対立解明アプローチを使えるようになってほしいと心底願っています。それによって、信念対立にかかかわらずに、心楽しく生きられる可能性の範囲が広がると期待できるためです。本書がそれの実質化に向けたドライバになれば、著者としてこれほどうれしいことはありません。

さて、本書はたくさんの人たちに支えられて完成しました。まずは、僕に信念対立を経験させてくださったすべての皆様にお礼申し上げます。皆様との出会いはいずれも不毛なところがありましたが、それがなければ本書の完成はあり得ませんでした。本当にありがとうございました。

また、吉備国際大学大学院保健科学研究科修士課程に所属する南征吾くんと黒川華代さん（現、神奈川県立保健福祉大学助教）は、本書執筆で不可欠の作業だった『構造構成主義とは何か』（北大路書房）の徹底読解の伴走者でした。お二人がいなければ本書の完成は遠のいたと思います。

そして構造構成学の生みの親である西條剛央さん、ヘーゲル読解のポイントを教えてくれた苫野一徳くん、構造構成的人間論の構築に欠かせない契機相関性を体系化してくれた桐田敬介くんからは言葉では表せないぐらい多大な影響を受けました。お三方との出会いと研鑽がなければ今の僕はありません。心より感謝申し上げます。

また、構造構成学研究に挑むすべての研究者&実践家からは、大いなる刺激とヒントをいただきました。特に、作業療法士として歩みはじめたころから医療保健福祉領域の構造構成学の実践に可能性を感じ、医療現場で信念対立の解明に挑んできた山森真理子さん（茅ヶ崎北陵病院）には、実践経験に根ざしたたくさんのフィードバックをもらいました。これからもお互いに切磋琢磨していきましょう！

本書の刊行に際しては、誠信書房の中澤美穂さんに大変お世話になりました。しかも、当初の締め切り予定日を大幅に遅れ、ご迷惑をおかけしました。お詫び申し上げるとともに、今後ともよろしくお願い申し上げます。

本書は、どんなときでも味方でいてくれる妻の久美、希望と幸福を運んでくれる息子の織舜と藍舜に捧げます。

二〇一一年二月

京極　真

文献・註

■講義1

（1）竹田青嗣『現象学は〈思考の原理〉である』ちくま書房、二〇〇四年

（2）西條剛央『看護研究で迷わないための超入門講座　研究以前のモンダイ』医学書院、二〇〇九年

（3）ビーチャム TL、チルドレス JF（立木教夫・足立智孝訳）『生命医学倫理（第五版）』麗澤大学出版会、二〇〇九年

■講義2

（1）斎藤清二「人間科学的医学」『現代のエスプリ』四七五号、二〇〇七年、一七一－一八〇頁

（2）京極真「構造構成的医療論の構想――次世代医療の原理」『構造構成主義研究1』北大路書房、二〇〇七年、一〇四－一二七頁

（3）京極真「構造構成的医療論（SCHC）とその実践――構造構成主義で未来の医療はこう変わる」『看護学雑誌』七一巻八号、二〇〇七年、六九八－七〇四頁

（4）京極真「「よい医療」とは何か――構造構成主義的見解」『看護学雑誌』七三巻四号、二〇〇九年、七八－八三頁

（5）京極真「現代医療の根本問題の終焉に向けて」『看護学雑誌』七三巻五号、二〇〇九年、八六－九一頁

（6）京極真「医療における構造構成主義研究の現状と今後の課題」『構造構成主義研究3』北大路書房、二〇〇九年、九二－一〇九頁

（7）岩田健太郎『感染症は実在しない――構造構成的感染症学』北大路書房、二〇〇九年

（8）岩田健太郎・西條剛央「新型インフルエンザ・リスクコミュニケーションWSでえられた認識の探索的研究―― SCQRMをメタ研究法としたM-GTAによる理論構築」『日本渡航医学会』三巻一号、二〇〇九年、一〇－一四頁

（9）京極真「「目的相関的実践原理」という新次元の実践法――構造構成的障害論を通して」『構造構成主義研究2』北大路書房、二〇〇八年、二〇九－二二九頁

（10）高木廣文「構造構成的看護学」『現代のエスプリ』四七五号、二〇〇七年、二〇五‐二一四頁
（11）京極真「構造構成的障害論の提唱――ICFの発展的継承」『現代のエスプリ』四七五号、二〇〇七年、一一五‐一二五頁
（12）京極真「Quality of Life に対する構造構成主義的見解」『看護学雑誌』七三巻一号、二〇〇九年、九〇‐九四頁
（13）京極真・西條剛央「Quality of Life の再構築――構造構成主義的見解」『人間総合科学会誌』二巻二号、二〇〇六年、五一‐五八頁
（14）京極真「チーム機能の向上」樋口輝彦（主任研究者）「精神保健医療における診療報酬の在り方に関する研究　平成18年度厚生労働科学研究費補助金、政策科学推進研究事業　平成18年度総括・分担研究報告書」二〇〇七年、一四五‐一四八頁
（15）大浦まり子「構造構成主義を活用したチーム医療実践法――現場で生かせる「チーム医療特論」に参加して」『看護学雑誌』七四巻九号、二〇一〇年、六三‐六七頁
（16）西條剛央「構造構成主義による異職種間の信念対立克服のための考え方――現場の組織能力を高める機能的なチーム医療とより効果的な IPE に向けて」『保健医療福祉連携』二巻一号、二〇一〇年、二六‐三〇頁
（17）京極真「次世代作業療法の冒険」『福島県作業療法士会学術誌』三号、二〇〇七年、二九‐三二頁
（18）京極真「エビデンスに基づいた作業療法の現状、問題、新展開――構造構成主義アプローチ」『秋田作業療法学研究』一二号、二〇〇五年、二‐八頁
（19）京極真「作業療法士に伝えたい「構造構成主義」の可能性」『作業療法ジャーナル』四二巻一三号、二〇〇八年、一三〇〇‐一三〇一頁
（20）京極真『作業療法士のための非構成的評価トレーニングブック――4条件メソッド』誠信書房、二〇一〇年
（21）池田耕二・玉木彰・山本秀美・中田加奈子・西條剛央「認知症後期高齢者患者に対する理学療法実践知の構造化――構造構成的質的研究法をメタ研究法としたメモリーワークと M-GTA のトライアンギュレーションによる事例研究」『心身健康科学』五巻二号、二〇〇九年、一〇二‐一〇八頁
（22）池田耕二「構造構成的協同臨床教育法の構築へ向けて――理学療法臨床実習における実践事例を通して」『構造構成主義研究4』北大路書房、二〇一〇年、一〇四‐一三〇頁
（23）高橋史「構造構成的臨床心理学――折衷主義の再考と発展的継承」『現代のエスプリ』四七五号、二〇〇七年、一三七‐一四七頁

(24) 山竹伸二「心理療法に共通原理はあるのか？」『構造構成主義研究4』北大路書房、二〇一〇年、一九一－二一七頁

(25) 西條剛央「「心理学の統一理論」の構築に向けた哲学的論考——構造構成主義の構想契機」『構造構成主義研究1』北大路書房、二〇〇七年、一五六－一八七頁

(26) 北村英哉『なぜ心理学をするのか——心理学への案内』北大路書房、二〇〇六年

(27) 村上仁之「認知運動療法の新展開——構造構成的認知運動療法の構想」『現代のエスプリ』四七五号、二〇〇七年、一四八－一五九頁

(28) 加藤温「構造構成主義の視点からみた精神医療の一考察——構造構成的精神医療の提唱」『構造構成主義研究2』北大路書房、二〇〇八年、一三四－一五三頁

(29) 加藤温「医療現場における構造構成主義の導入——構造構成的診療の提唱」*JIMI*、九巻七号、二〇〇九年、五五六－五五九頁

(30) 加藤温「精神医療における構造構成主義の導入——構造構成的精神医療の提唱」『精神医療』第四巻五六号、二〇〇九年、一四三－一四八頁

(31) 田中義行「構造構成的認知症アプローチ——さまざまな手法を適切に利用していくためのとり組み」『現代のエスプリ』四七号、二〇〇七年、一八一－一九二頁

(32) 京極真「エビデンスに基づいたリハビリテーションの展開——構造構成主義の立場から」『リハビリテーション科学ジャーナル』二号、二〇〇六年、一－九頁

(33) 京極真「構造構成的エビデンスに基づいたリハビリテーション」『構造構成主義研究1』北大路書房、二〇〇七年、二八－四〇頁

(34) 京極真「EBR（evidence-based rehabilitation）におけるエビデンスの科学論——構造構成主義アプローチ」『総合リハビリテーション』三四巻五号、二〇〇六年、四七三－四七八頁

(35) 前原和明「構造構成主義の視点から展開する職業リハビリテーションでの臨床実践——異職種間のよりよい連携を目指していくための視点」『構造構成主義研究4』北大路書房、二〇一〇年、二一八－二三八頁

(36) 廣瀬豊「他職種への情報開示における医療ソーシャルワーク記録の構造——カルテなどの共有記録との関係」『ソーシャルワーク研究』三四巻四号、二〇〇九年、三二一－三二九頁

(37) 廣瀬豊「クライエント以外の関係者から入手した情報記載における医療ソーシャルワーク記録の構造――カルテなどの共有記録との関係」『松本大学研究紀要』八号、二〇一〇年、一〇三-一一六頁

(38) 京極真「方法概念としてのエビデンス――EBMからEBPへ」『看護学雑誌』七二巻七号、二〇〇八年、六〇八-六一三頁

(39) 京極真「「エビデンスの科学論問題」とは何か」『看護学雑誌』七二巻八号、二〇〇八年、七一〇-七一四頁

(40) 京極真「「エビデンスの一般化可能性問題」とは何か」『看護学雑誌』七二巻九号、二〇〇八年、八一四-八一八頁

(41) 京極真「すべてのエビデンスの科学性を基礎づける」『看護学雑誌』七二巻一〇号、二〇〇八年、九一〇-九一四頁

(42) 京極真「すべてのエビデンスの一般化可能性を基礎づける」『看護学雑誌』七二巻一一号、二〇〇八年、九八八-九九二頁

(43) 京極真「新しいEBM――SCEBPがもたらす可能性」『看護学雑誌』七二巻一二号、二〇〇八年、一〇七〇-一〇七四頁

(44) 斎藤清二「物語と対話に基づく医療（NBM）と構造構成主義」『学園の臨床研究』六号、二〇〇六年、一-九頁

(45) 斎藤清二「物語と対話に基づく医療（NBM）と構造構成主義」『構造構成主義研究2』北大路書房、二〇〇八年、一七七-一八九頁

(46) 京極真「構造構成主義の立場からインフォームドコンセントを再考する」『看護学雑誌』七三巻三号、二〇〇九年、九二-九六頁

(47) 京極真「構造構成主義によるパターナリズムの再解釈」『看護学雑誌』七三巻二号、二〇〇九年、九六-一〇二頁

(48) 三田村仰・松見淳子「アサーション（自他を尊重する自己表現）とは何か？――〝記号さわやか〟と〝しなやか〟2つのアサーションの共通了解を求めて」『構造構成主義研究4』北大路書房、二〇一〇年、一六二-一九〇頁

(49) 三澤仁平「「健康の不平等」の理論構築に向けて――構造構成的医療化の提唱」『構造構成主義研究2』北大路書房、二〇〇八年、一五四-一七六頁

(50) 京極真「職種の間の「壁」の越え方――「立場の違いを越えた連携」とはどういうことか」『助産雑誌』六二巻一号、二〇〇八年、二〇-二四頁

(51) 田辺けい子「無痛分娩の実施をめぐって展開される専門領域を異にする医療者間のポリティクス――医療現場の「信念対立」に対する質的アプローチ」『構造構成主義研究4』北大路書房、二〇一〇年、四四-七〇頁

(52) 佐藤哲朗「社会福祉協議会における地域福祉活動評価法の構築――構造構成主義に着目して」『関西福祉大学社会福祉学部研究紀要』一三号、二〇一〇年、一〇五-一一二頁

(53) http://sites.google.com/site/structuralconstructivism/home/literature_database
(54) 京極真「作業療法の超メタ理論の理論的検討――プラグマティズム、構成主義、構造構成主義の比較検討を通して」『人間総合科学会誌』三巻一号、二〇〇七年、五三－六二頁
(55) 前掲書［講義1］(2)
(56) 京極真「現代医療の根本問題の終焉に向けて」『看護学雑誌』七三巻五号、二〇〇九、八六－九一頁
(57) 京極真「「方法」を整備する――「関心相関的本質観取」の定式化」『看護学雑誌』七二巻六号、二〇〇八号、五三〇－五三四頁
(58) 西條剛央「「科学的である」とはどういうことなのかといった難問をどのように考えればよいのか?――難問を見極める構造構成主義の10の視点」*International Nursing Review*, 33(2), 2010, 27-32.
(59) 西研『哲学的思考』筑摩書房、二〇〇一年
(60) 京極真「理論的研究の方法論としての構造構成的本質観取」『吉備国際大学研究紀要』二一巻、二〇一一年、一九－二六頁
(61) 西條剛央『構造構成主義とは何か――次世代人間科学の原理』北大路書房、二〇〇五年
(62) 前掲書［講義2］(2)
(63) 前掲書［講義2］(39)
(64) 前掲書［講義2］(40)
(65) 前掲書［講義2］(53)
(66) 前掲書［講義2］(60)
(67) 前掲書［講義1］(1)
(68) 苫野一徳「現象学によるデューイ経験哲学のアポリアの克服」『構造構成主義研究3』北大路書房、二〇〇九年、一一〇－一三六頁
(69) たとえば、レヴィナス『全体性と無限』国文社、一九八九年
(70) 前掲書［講義1］(1)
(71) 京極真「他者問題に対する構造構成主義的見解」西條剛央・菅村玄二・斉藤清二・京極真・荒川歩・松嶋秀明・黒須正明・無藤隆・荘島宏二郎・山森光陽・鈴木平・岡本拡子・清水武（編著）『エマージェンス人間科学』北大路書房、二〇〇七年、五

六－五九頁

（72）桐田敬介「契機相関的－構造重複という視点――構造構成主義における自己：他者関係の基礎づけ」『構造構成主義研究4』北大路書房、二〇一〇年、一三一－一九一頁

（73）ユクスキュル J、クリサート G（日高敏隆・羽田節子訳）『生物から見た世界』岩波書店、二〇〇五年

■講義3

（1）http://dictionary.goo.ne.jp/leaf/jn2/35695/m0u/%E8%A7%A3%E6%B1%BA/

（2）http://www.weblio.jp/content/%E3%81%91%E3%82%8A%E3%82%92%E4%BB%98%E3%81%91%E3%82%8B

（3）http://www.weblio.jp/content/%E8%A7%A3%E6%98%8E

（4）前掲書［講義2］(60)

（5）前掲書［講義2］(60)

（6）前掲書［講義2］(60)

（7）Sugamura G, Warren ES (2006) Conjoining paradigms: A dissolution-oriented approach to psychotherapy. In M. G. T. Kwee, K. J. Gergen, F. Koshikawa (Eds.), *Horizons in Buddhist Psychology: Practice, Research & Theory (Featuring a Dialogue between the Dalai Lama and Aaron T. Beck)* (pp. 379–397). Chagrin Falls, OH: Taos Institute.

■講義4

（1）前掲書［講義2］(2)

（2）西條剛央『母子間の抱きの人間科学的研究――ダイナミック・システムズ・アプローチの適用』北大路書房、二〇〇四年

（3）前掲書［講義2］(60)

（4）西條剛央（編）『構造構成的発達研究法の理論と実践縦断研究法の体系化に向けて』北大路書房、二〇〇五年

（5）池田清彦・西條剛央『科学の剣　哲学の魔法　構造主義科学論から構造構成主義への継承』北大路書房、二〇〇六年

（6）西條剛央『ライブ講義・質的研究とは何か　SCQRM ベーシック編　研究の着想からデータ収集、分析、モデル構築まで』新曜社、二〇〇七年

(7) 西條剛央『ライブ講義・質的研究とは何か　SCQRMアドバンス編　研究発表から論文執筆、評価、新次元の研究法まで』新曜社、二〇〇八年
(8) 前掲書［講義1］(2)
(9) アリストテレス（北嶋美雪・松居正俊・尼ヶ崎徳一・田中美知太郎・津村寛二訳）『政治学』中央公論新社、二〇〇九年
(10) モンテーニュ MED（荒木昭太郎訳）『エセー（1）人間とはなにか』中央公論新社、二〇〇二年
(11) トウェイン M（中野好夫訳）『人間とは何か』岩波書店、一九七三年
(12) カント I（波多野精一・宮本和吉・篠田英雄訳）『実践理性批判』岩波書店、一九七九年
(13) ハイデガー M（渡辺二郎訳）『存在と時間1』中央公論新社、二〇〇三年
(14) ハイデガー M（渡辺二郎訳）『存在と時間2』中央公論新社、二〇〇三年
(15) ハイデガー M（渡辺二郎訳）『存在と時間3』中央公論新社、二〇〇三年
(16) レーヴィット K（熊野純彦訳）『共同存在の現象学』岩波書店、二〇〇八年
(17) ヘーゲル GWF（長谷川宏訳）『精神現象学』作品社、一九九八年
(18) シェーラー M（亀井裕・安西和博訳）『シェーラー著作集13』白水社、一九七七年
(19) 竹田青嗣『人間的自由の条件――ヘーゲルとポストモダン思想』講談社、二〇〇四年
(20) 苫野一徳「どのような教育が「よい」教育か――ヘーゲル哲学の教育学メタ方法論への援用」『RATIO5』講談社、二〇〇八年、二一八‐二六四頁
(21) 竹田青嗣『人間の未来――ヘーゲル哲学と現代資本主義』ちくま書房、二〇〇九年
(22) 西研『ヘーゲル・大人のなりかた』日本放送出版協会、一九九五年
(23) 前掲書［講義4］(19)
(24) 前掲書［講義2］(2)
(25) 前掲書［講義1］(2)
(26) 竹田青嗣『プラトン入門』ちくま書房、一九九九年
(27) 桐田敬介「契機相関性の定式化へ向けて――構造構成主義におけるその都度性の基礎づけ」『構造構成主義研究3』北大路書房、二〇〇九年、一五九‐一八二頁

(28) 前掲書［講義4］(19)
(29) 前掲書［講義4］(20)
(30) 前掲書［講義4］(21)
(31) 前掲書［講義4］(22)

■講義5
(1) 前掲書［講義1］(2)
(2) 前掲書［講義2］(58)
(3) 前掲書［講義1］(2)

■講義7
(1) 前掲書［講義1］(2)
(2) 前掲書［講義2］(9)
(3) 苫野一徳「教育・社会構想のためのメタ方法論の深化――公教育の「正当性」原理再論」『構造構成主義研究5』北大路書房、二〇一一年、一四七-一八一頁
(4) 山口裕也「公教育の「正当性」原理に基づく実践理論の展開――地方自治体教育行政における実践理論の基本型としての〈支援〉」『構造構成主義研究5』北大路書房、二〇一一年、一八二-二一七頁
(5) 神田橋條治『精神科診断面接のコツ』岩崎学術出版社、一九九四年
(6) 斎藤清二『はじめての医療面接――コミュニケーション技術とその学び方』医学書院、二〇〇〇年
(7) 杉本なおみ『医療コミュニケーション・ハンドブック』中央法規出版、二〇〇八年

■講義8
(1) 前掲書［講義2］(20)
(2) アンドリューHA、ロイSC（松本光子監訳／松本光子・依田和美・渡辺和子・横山美江訳）『ロイ適応看護論入門』医学

書院、一九九二年
（3）Fisher AG（2009）*Occupational Therapy Intervention Process Model: A Model for Planning and Implementing Top-Down, Client-centered, and Occupation-based Interventions.* Fort Collins, CO: Three Star Press.

■講義11
（1）ガイアット G、レニー D（編）（古川壽亮・山崎力訳）『臨床のための EBM 入門——決定版 JAMA ユーザーズガイド』医学書院、二〇〇三年
（2）古川壽亮『エビデンス精神医療——EBPの基礎から臨床まで』医学書院、二〇〇〇年
（3）http://www.ncbi.nlm.nih.gov/pubmed
（4）http://ci.nii.ac.jp/
（5）http://caspjp.umin.ac.jp
（6）田中義行『潜在力を引き出す介助——あなたの介護を劇的に変える新しい技術』中央法規出版、二〇一〇年

■講義12
（1）The Lancet（ed.）（2010）Home birth-proceed with caution. *Lancet* 31, 376（9738）, 303.
（2）京極真「境界性パーソナリティ障害の作業機能障害とプログラム立案のコツ」石井良和・京極真・長雄眞一郎（編）『精神障害領域の作業療法——クリニカル作業療法シリーズ』中央法規出版、二〇一〇年、二七四－二九二頁
（3）キールホフナー G（山田孝監訳）『作業療法の理論（原書第3版）』医学書院、二〇〇八年
（4）京極真・野藤弘幸・山田孝「人間作業モデルは新人作業療法士に効果ある作業療法を可能にさせた」『作業行動研究』七巻一号、二〇〇三年、四七－五三頁
（5）京極真・野藤弘幸・山田孝「精神科作業療法におけるコミュニケーションと交流技能評価（ACIS, Assessment of Communication and Interaction Skills）の有用性」『作業行動研究』七巻二号、二〇〇三年、一〇四－一一三頁
（6）京極真「AMPSとその他の人間作業モデルに基づく評価法を併用した事例」『AMPS事例集　広島県立保健福祉大学二〇〇一－二〇〇二年度学内プロジェクト研究報告書』二〇〇三年、七二－七六頁

（7）京極真・野藤弘幸・山田孝「作業行動を基盤にした遊びの臨床的視点」『作業行動研究』一〇巻一号・二号、二〇〇七年、三八−四五頁
（8）池田耕二「理学療法臨床実習における構造構成的協同臨床教育法の可能性と限界に関する一考察――現場に向けた実践能力低下問題を通して」『構造構成主義研究5』北大路書房、二〇一一年、二一八−二三九頁

■講義14

（1）前掲書［講義1］（3）
（2）宮坂道夫『医療倫理学の方法――原則・手順・ナラティブ』医学書院、二〇〇五年
（3）Jonsen AR, Siegler M, Winslade WJ（赤松朗・蔵田伸雄・児玉聡訳）『臨床倫理学――臨床医学における倫理的決定のための実践的なアプローチ』新興医学出版社、二〇〇六年
（4）http://www.publications.parliament.uk/pa/cm200809/cmselect/cmhealth/151/151i.pdf
（5）Yule S, Flin R, Paterson-Brown S, Maran N (2006) Non-technical skills for surgeons in the operating room, a review of the literature. *Surgery* 139: 140–149. http://www.abdn.ac.uk/~psy296/dept/Yule%20et%20al%20Surgery%202006.pdf
（6）Flin R, O'Connor P, Crichton M (2008) *Safety at the Sharp End: A Guide to Non-Technical Skills.* Ashgate.
（7）瀧本禎之・赤林朗・阿部篤子『ケースブック患者相談』医学書院、二〇一〇年
（8）関根健夫・杉山真知子『ナースのためのクレーム対応術――苦情を「患者満足」へつなげるポイント』中央法規出版、二〇一〇年

著者紹介

京極　真（きょうごく　まこと）

1976年大阪府生まれ。博士（作業療法学），解明師見習，作業療法士。専門は構造構成学，信念対立解明アプローチ，作業療法学。首都大学東京大学院人間健康科学研究科博士後期課程修了。現在，吉備国際大学大学院保健科学研究科准教授。主な著書に『作業療法士のための非構成的評価トレーニングブック　4条件メソッド』（誠信書房）など他編著，論文多数。

homepage　http://sites.google.com/site/kyougokumakoto/

blog　http://kyougokumakoto.blogspot.com/

twitter　http://twitter.com/MaKver2

e-mail kyougokumakoto@gmail.com

医療関係者《いりょうかんけいしゃ》のための信念対立解明《しんねんたいりつかいめい》アプローチ

——コミュニケーション・スキル入門《にゅうもん》

2011年9月10日　第1刷発行

2020年3月30日　第5刷発行

著　者　京　極　　　真

発行者　柴　田　敏　樹

印刷者　田　中　雅　博

発行所　株式会社　誠　信　書　房

〒112-0012　東京都文京区大塚3-20-6

電話　03（3946）5666

http://www.seishinshobo.co.jp/

印刷／製本　創栄図書印刷㈱

検印省略　　落丁・乱丁本はお取り替えいたします

ISBN978-4-414-80205-4 C3047　　Printed in Japan

作業療法士のための
非構成的評価トレーニングブック
4条件メソッド

ISBN978-4-414-80204-7

京極 真著

作業療法分野で初めて開発された，非構成的評価の「記述力」と「吟味力」を格段に向上させる画期的技術の紹介。４つの条件を当てはめることで，学生からベテランOTまで，確実に非構成的評価力が身につくトレーニングメニュー付き。構成的評価のみに頼りがちな現状を超えるための方法論的基盤を，多くの課題を通して完全独習できる。

目 次

B5判並製　定価(本体2700円+税)

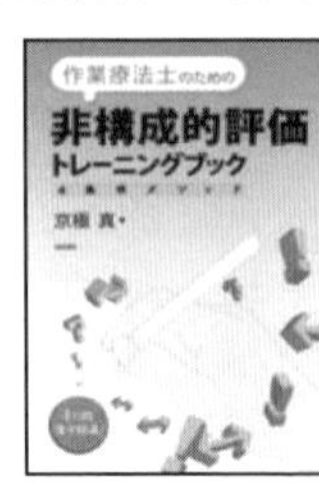

医療関係者のための
トラブル対応術

信念対立解明アプローチ

京極　真 著

己の信念を疑うことなく強硬に主張する当事者同士の争いである「信念対立」。この不毛な争いを解きほぐす「信念対立解明アプローチ」の第２弾が登場。医療現場で頻出する対立ケースを取り上げ、解明する手法を示す。医療領域別の研究動向や、本理論の構造を根本的に理解するためのエッセンスも紹介。

目次

A5判並製　定価(本体2000円+税)

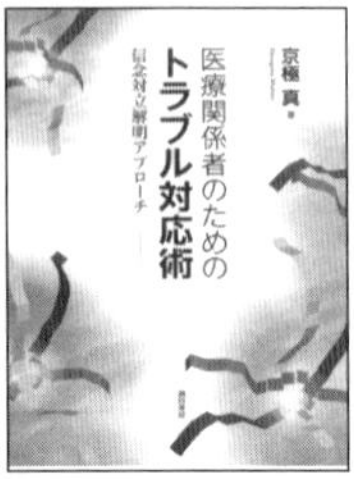